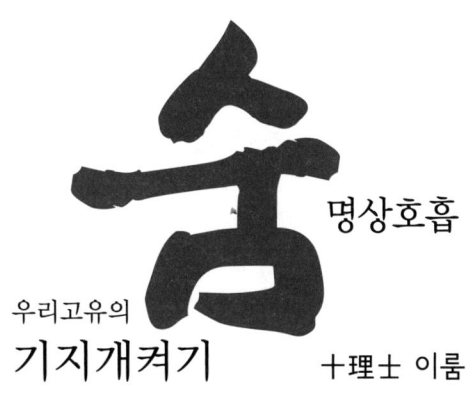

우리고유의
기지개켜기

숨 명상호흡

十理士 이룸

소슬

울이란 (아리랑)

1. 알이란(아리랑) 알이란 알을 알리오(아라리오)
   알이란 고개를 넘어간다.
   나를 모르고 가시는 님은
   십리(十理)를 몰라서 헤매인다.

2. 울이란(우리랑) 울이란 울을 알리오(우라리오)
   울이란 고개를 넘어간다.
   나를 가지고 가시는 님은
   십리도 못가서 발병난다.

3. 얼이란(어리랑) 얼이란 얼을 알리오(어라리오)
   얼이란 고개를 넘어간다.
   나를 버리고 가시는 님은
   십리를 찾아서 잘도 간다.

설 명

* 울 이란 : 정신 수련가(精神修鍊歌) – 인간의 조건대로 정신수련에 의한 환골탈태로 인간된 도리를 다 하고자 독려하는 정신수련 찬가.
* 울 : 얼,울,알[靈,魂,魄]의 합성어, 몸,마음,기운[精氣神]의 잠재생명 명칭.
* 십리(十理) : 완성[十] 이치[理], 인간완성을 위한 수단과 방법의 원리.
* 고개 : 생명선율[bio rhydm], 수련 수행중의 어려운 고비.
* 넘어간다 : 수행 중에 다음단계로 진도 함, 고비를 넘김, 궁즉 통.
* 나 : 개체 개념의 나, 아상[我想], 고집체.
* 님 : 전체개념의 나, 참 나[미륵존재], 저[우아일체의 나].
* 모르고 : 멋(완성이치)도 모름, 세상물정[생사이치]을 모름.
* 가지고 : 아상을 버리지 못함, 고집을 꺾지 못함, 욕심을 가짐.
* 버리고 : 고집을 꺾고 가짐을 버림, 타고난 정신[몸 마음]을 갈고 닦아버림.

들어가는 글

　우리는 이제껏 마음을 다스리는 수단과 방법으로 '도를 닦는다[修道]', '진리를 탐구한다.[求道]'는 등의 이상향에 치우쳐, 특정인에 국한하는 것으로 이해되고, 별난 이들만이 하는 별난 짓으로 인식하고 있는 것이 일반적인 현실이다.

　남대문에 가보기 전에는 그것이 있는 장소의 위치와 그 모양새나 쓰임새 등에 대해 왈가왈부 하다가 결국은 이상향으로 발전하게 되나, 정작 실물을 보고나면 별것도 아닌 그저 사람이 드나드는 '대문'에 불과한 것임을 알고는 누구나 다 아는 대문의 용도나 생김새는 물론 그것이 위치한 장소 등에 더 이상의 관심이나 논제 거리로 삼지 않게 되고, 다만 그것을 이용하여 어떻게 해야 할 것인가를 더 고민하게 된다.

　진리나 도와 같은 용어 구사도 남대문의 그것과 같아서, 도통이 되고 진리를 알아 버리면 더 이상의 논거가 구차해 져서, 도론(道論)은 논외의 대상으로 밀려나서 '도'라는 이름마저 필요 외의 구태용어가 되어버리고, 당장 시급한 절대사안의 먹고사는 문제를 해결하기 위해, 도를 닦는 구차한 행위가 아닌 생활수련[생명활성 수단]을 어떻게 해야 하는가에 초점이 맞춰진다.
　그리하여 진리를 이용한 추후행사를 어찌해야 할 것인가의 현실적 문제에 초미의 관심을 두게 된다.
　그도 그럴 것이 진리탐구라는 행위로 무엇을 알아낸다는 것은 그 결과치로 무엇인가를 얻어내야 한다는 결실로 귀결되는 것이고, 도를 닦느니 하는 것도 결국은 자기의 존재 가치를 상향 조정하여 효율성 높은 실질 이득을 창출하려는 자위적 행위이기 때문이다.

도통과 진리를 비롯한 철학 등의 형이상학적 이상론 일체를 알아냈다면 더 이상 따지고 자시고 할 것 없이 결과물을 창출해 내고 또 결실을 수확하기 위한 현실적인 것에 노력을 경주해야 할 것이다.

앞으로 전개하려는 일련의 호흡명상 훈련법과 소화영양 식이법은 '혈기를 왕성하게' 해서, 무병장수 체질로 개선하여 건강한 인간체위로 발전시켜 인간생명 자체를 진화체질로 발돋움시키려는 고급수단의 일환이다.

무병장수(無病長壽→無病壯壽)란 병이 없게 함은 물론이거니와, 장수란 오래 사는 것을 목표로 하는 것이 아닌, 다시 말하면 긴 장(長)이 아니라 건장할 장(壯)을 써서, 길든 짧든 사는 동안을 '건장하게' 살고자 하는 순수의도이다.

그리하여 사람다운 사람으로 거듭나서 제구실을 하며 사는 떳떳한 인간성을 갖춰, 자기를 스스로 구원하고 그런 이들이 모두가 힘을 모아 세상도 구하는 구세(救世) 인간의 진면목을 발휘하자는 취지이다. 이것이야 말로 선조의 얼을 기리고 후손에 길이 남길 업적을 쌓는 일이 될 것이다.

이 세상의 온갖 생명체가 살기 위해 먹는 행위를 식사(食事)라고 하며, 살아있는 생명체라면 보다 잘 먹고 잘 살기 위해 최선을 다한다. 식사에는 음식(飮食)을 먹는 일과 양식(養息)을 마시는 일로서, 입으로 씹어 먹는 음식은 피와 살이 되게 하고, 코와 폐로 들이마시는 양식은 기(氣)를 채워 힘을 쓰게 해 준다.

우리는 지금까지 음식은 맛있게 잘 먹고 잘 살아 왔지만, 숨을 골라 먹는 방법과 호흡의 가치를 잘 몰라 그만 헛되이 살아왔다.

들어가는 글

　세상에는 공짜가 없다고 하지만 우리가 별 생각 없이 늘 마시는 공기는 하늘이 내려준 고귀한 선물이자 진정한 공짜배기다.
　숨을 쉬며 들이마시는 공짜배기 공기는 최고의 식량이자 최대의 영양원으로, 일찍이 우리 선조들은 숨을 골라먹는 운기조식(運氣調息) 호흡 수련을 하여 왔다.
　그러나 언제부터인가 본류를 잃고 맥이 끊긴 차에, 이러저런 호흡수단을 찾아 헤매어 오던 중 다행히도 그 큰 흐름을 다시 찾아내어 세상에 알리게 되었다.
　이 호흡법은 우리 인류에게 홍익(弘益: 크게 돕는)하는 계기가 되어 다행스런 일일 뿐 더러 앞으로 다가올 지구 생태환경의 악화에 대비하는 유비무환의 소중한 참고가 될 것이다.

　호흡의 기술적 활용에 따라 인체에 미치는 영향은 지대해서 쉽게는 신체의 건강을 의학상식 이상으로 향상시킬 수 있으며, 한층 더 나아가 기술적 깊이를 더하면 가히 상상 이상의 기상천외한 효과가 사람에게서 나타나게 할 수 있다.
　인간이 지닌 본래능력은 지금까지 생각해 오던 가치 이상의 엄청난 기능성과 무소불위의 전지전능한 힘을 가지고 있음을 알게 된다.
　이러한 가치를 지닌 귀중한 존재인 사람을 위한 일이라면 네 것 내 것 따지지 말고, 정도(正道)의 제법을 찾아 옳은 사람이 바르게 사는 세상을 만듦이 인륜지대사(人倫之大事)이자 인간된 도리이다.

　이 기지개 호흡법이 널리 알려지면 유사한 수법들이 난무할지 모르나, 이

왕이면 제대로 알고 양심껏 제법대로 하기를 바란다.

　이제는 남에게 자기를 의지하지 말고 결자해지(結者解之) 원칙에 따라 자기를 완성하는 직성(直性)을 풀어 각자가 하늘인 스스로를 돕는 주인공이 되기를 기원한다.

　아울러 우리민족 고대로부터 유래되어 상용하고 있는 수많은 일상용어들이 너무 심하게 왜곡되고 폄하되고 비꼬여서, 이를 바로잡고자 이해에 어려움을 무릅쓰고 재해석한 용어를 쓴 구절이 많아졌다.

　누군가 하지 않으면 안 되는 용어순화[순리화] 작업이기에, 또 이것이 서로간의 이질 성향에서 비롯되는 반목의 다툼을 말리기 위해 상대적 언어순화가 곧 상호의식 소통의 제 길인 줄 믿고 바로잡아 나가려 애썼으니, 각자 마음을 터놓고 가슴을 여는 소통 작업에 관심을 기울여 주길 간곡히 원하는 바이다.

　그리고 기존인식의 사안에 대한 오해와 착오가 심각하여, 이를 바로 잡기 위해, 재삼 재사 반복 강조한 점을 양해 구한다.

　선조의 얼을 기림에 티끌만치라도 부끄러움 없기를 정성을 다 하되, 후손에 남겨 줄 유산에 조금이라도 흠을 남길까 두려워하는 마음가짐으로, 자율적인 자기생명 진화의 대열에 참여하길 권하여 마지않는다.

　덧붙여서 기지개 켜기에서 사용된 일련의 용어는 우주생명에 대한 순수입장에서의 이실직고이므로 종교, 사상, 이념, 철학 등의 사고개념 과는 별개의 전체의식 차원으로 받아들여 주었으면 하는 바람이다.

2010년 11월 어느 날

십리사 아룀.

차 례

- 울 이란(아리랑)
- 들어가는 글

제1장 우주 생명의 원리 · 15
1. 숨[命] • 17
2. 물심(物心) • 27
3. 끼[기(氣)] • 29
4. 새로운 도약 • 34
5. 사주팔자(四柱八字), 그리고 운명과 숙명 • 43

제2장 인간생명의 원리 · 47
1. 인간(人間) • 49
2. 인체의 생리 • 55
3. 우주와 인간 • 66

제3장 일반원리 이론편 · 75
1. 수작 걸기 • 77
2. 숨[명(命)] • 90
3. 기(氣) • 98
4. 호흡(呼吸) • 104

제 4 장 실행 실기편 ··· 111

1 실기훈련
　　1. 훈련단계 • 113
　　2. 기초단계 훈련 • 114
　　3. 숨 몰기 훈련 • 115
　　4. 숨 먹기 훈련 • 116
　　5. 수식(數息)호흡 훈련 • 117
　　6. 의식호흡 훈련 • 118
　　7. 호흡훈련의 실제 • 120
　　8. 기지개켜기의 효과 • 126

2 실기실행 (實技實行)의 생활화
　　1. 기지개켜기 - 초급 단계 • 129
　　　1) 선 기지개[서서] • 129
　　　2) 반 기지개[반 앉아서] • 131
　　　3) 무릎 기지개[무릎 꿇고] • 133
　　　4) 앉은 기지개[앉아서] • 135
　　　5) 엎딘 기지개[엎드려서] • 137
　　　6) 누운 기지개[누워서] • 139
　　　7) 누진지기[누워서] • 141
　　　8) 누진지기(漏盡至氣) 해설 • 142
　　2. 명상(冥想) • 143

❸ 기지개켜기 - 중급단계

1. 기지개켜기
  1) 선 기지개 [서서] • 145
  2) 반 기지개 [반 앉아서] • 146
  3) 무릎 기지개 [무릎 꿇고] • 147
  4) 앉은 기지개 [앉아서] • 148
  5) 엎딘 자세 • 149
  6) 누운 기지개 • 150
  7) 누진지기[앉아서] • 151
  8) 명상(冥想) • 153

2. 호흡실행
  1) 명문호흡(命門呼吸) • 155
  2) 골수호흡[뇌리호흡(腦裏呼吸)] • 158
  3) 무위호흡(無爲呼吸) • 160

3. 명상 (冥想) 수련
  1) 숨 명상(冥想) • 162
  2) 명상호흡 [준비수작 훈련] • 179
  3) 몸 풀기 • 189

제 5 장 신개념 건강개론 ················· 193

❶ 신 건강개론
  1. 건강(健康) • 195
  2. 건강관리 기본상식 • 196

3. 건강관리 증진 방안 • 198
4. 식재료 • 203

2 신 건강 상식
1) 건강개념의 일반상식화 • 205
2) 기(氣)와 혈(血) • 210
3) 질환의 치유 • 214
4) 효소와 생곡식 • 219

3 정신이상 현상의 원리
1) 접신(接神)과 빙의(憑依) • 225
2) 빙의(憑依) 치유법 • 229

제 6 장 대화의 소통 ………………………………………………… 231
1. 용어의 이해
   1) 용어에 대한 올바른 이해의 필요성 • 233
2. 마무리
   1) 제언(提言) • 236
   2) 지혜의 삶 • 238
   3) 실행(實行)과 언행(言行) • 238
   4) 맺는 말 • 239
   5) 십리사의 오도송(悟道頌) • 241

부   록 …………………………………………………………… 243
· 기지개켜기 수련체험담 • 244
· 언어소통을 위한 용어정리 • 253

제1장

우주 생명의 원리

- 숨(命)
- 물심(物心)
- 끼 (기:氣)
- 새로운 도약
- 사주팔자(四柱八字)
  그리고 숙명과 운명

 숨(命)

1. 숨 [命] 이란?

'숨'은 한자로 명(命)이라고 표기하는 '우주 근원생명'의 이름이다.

'숨'이란 삶[生命]의 근원적 재료가 되는 마음[心]의 본질소재로써, 숨의 가치는 우주가 생기게 되는 근간인 저간[밑바탕]에 깔려있는 근원생명의 절대존재이자 숨어있는 저력(底力)의 원력(原力)이다.

생명이란 살아있는 숨을 의미하며, 숨을 쉰다는 말은 전체 공간[물질: 기체]과 개체시간[물체: 액체, 고체] 사이의 생명을 나누어 먹는 숨결 나눔[호흡]을 뜻한다.

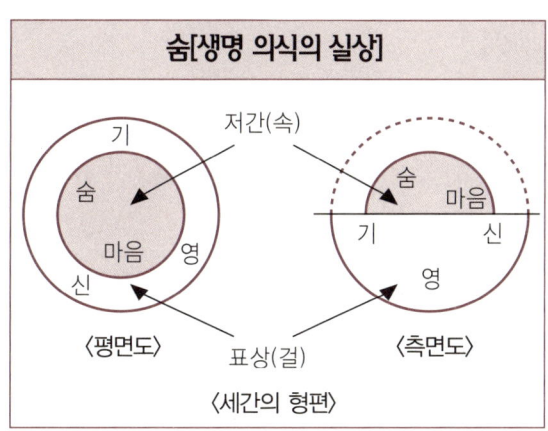

'숨'은 살아있는 생명이어서 살아가려는 의식인 마음[心]이 생겨나게 된다. 숨과 마음을 생명의식 또는 살아가

려는 의지인 생명력이라 하며, 우주공간의 가장 밑바탕인 저간(底間)에 마음과 함께 지배적으로 깔려있다.

 '숨'은 공중(空中)의 표면인 상간(狀間)에 나타나 활동하는 색을 지닌 갯된 마음[客心]인 신(神:갯마음)과, 빛을 지닌 영(靈:개체의식)과 힘을 지닌 끼[氣]의 매질작용이 합리적으로 성립되도록, 본질로서의 근본자리에 깔려 신령끼(神靈氣)가 형체(形體)로 나타나, 활개를 치며 행세토록 공간자리를 펼쳐주는 무형물질의 '몸[全體]'이다.

 진리란 절대성에 상대성이 있도록 마련되는 것이어서 우주일체가 '유심'인 오직 '마음'으로 이루어진 상대성이다.
 마음의 정체성은 '몸'이라는 그릇인 바탕이 있어야 그 안에 담기게 되는 것이 정한 이치이다.
 마음이 깃든 숨인 명(命)은 곧 '몸'인 체(體)가 되는 것이며, 절대성의 '헛간(虛間)'이라 하고 그 허간에 깃든 마음(心)은 공간(空間) 질(質)이 되며 생명사업이 이루어지는 성공(成功)의 '허공간'이다.
 그 공간은 다시 '시간'이라는 시한성 유물(唯物)의 형체 있는 개체의 '몸[별]'을 지어내어 '인간'이라는 제 3의 생명체가 활동하는 체질활동 생활세상인 시공간을 적나라하게 펼친다.

1) 허당처소(虛當處所)

 이 세상바다에 생명이 살아갈 우주라는 '집[家]'이 마련되기 이전의 처지는 일체가 끊어져 없는 허당의, 빛도 소리도 생명조차도 아예 없는 암흑천지의 텅 빈 곳이었다.
 없으면 있음이 전개됨이 이치라서 있음의 빌미가 되는 없음의 빈터인 허당처소가 이 세상의 바탕에 자리하고 있었다.
 이제 다시 물리적으로는 갈 수 없는 불귀(不歸)의 곳이다. 그러나 우리 인간이 본래의식의 기능성을 개발하여 염력(念力) 구사(驅使)를 하면, 사람이 지닌 숨은 힘의 속셈으로 저력을 발휘하여 '나'의 정체성을 동원해서 그 자리에 처할 수 있게 하는 것이 '숨 호흡'에 의한 '숨 명상'이다.

사람에게 부여된 본래능력[본능]은 무한지능을 소지할 수 있어 모르는 게 없고 못 할 게 없는 무소불위의 기능성이 있다.

2) 애시당초(哀始當初) [1]

빛도 소리도 생명도 없는 무광(無光) 무음(無音) 무명(無命) 무심(無心)의 죽음천지에서, 애초의 살판[生板]이 전개되는 일대사건이 벌어지니 애초의 생명이 스며드는 숨결의 시작이다.

시초(始初)의 숨은, 쥐죽은 듯 잠들어 숨결조차 미동하지 않고 잠잠하게 잠자코 있다가, 효소의 발효끼가 감돌고 숙성의 서기가 흐르면서 잠에서 깨어나는 초등생명의 잉태가 빌미된다.

원천생명의 시동이 시작되고 그것에 근본마음이 깃들면서 삶의 의지가 생겨나기 시작한 거다. 태생시초인 태초 이전의 애초에 야기되는 생명의 비롯됨이자 마음[본심]이 생기는 근본이다.

생명이라는 숨이 시동되는 숨결이 일자, 기(氣)가 생겨나와 힘[기력]을 쓰게 되고, 곧 이어 마음에 의식이 생기면서 신(神)으로 변환되어 신경을 쓰게 된다.

애초의 생명태생을 빌미로 후속생태 여건이 조성되니 태생의 시초인 '태초'의 일대사건이 벌어져 기(氣)와 신(神)이 숙성되어 정(精)·기(氣)·신(神)

---

1) 애시당초(哀始當初) : '애시'는 우리 고유어로 '아시'라고도 하는 태초이전인 최초의 시작이며, '애'의 한자표기를 '슬플 애(哀)'로 씀은 태동의 홀로 난 외로움과 서름이 서린 애환을 반영하여 '哀(슬플 애)'를 써서 '처음의' 의미를 나타낸 것임.

삼위의 일체성인 지구가 생겨나고 그 땅에 사람이 나온 것이다.

 태초이전의 애초시절엔 암흑물성의 숨결과 의식군상이 깔려있는 무간지옥의 암흑세상이었고, 이제 겨우 살고자 하는 마음인 생활력의 발산으로 생명체가 태동되고, 생활양식이 생겨나는 3차원 공간과 4차원 시간의 합리적인 생명활성의 형편이 초래되었다.

3) 명칭의 구분

 우리가 흔히 쓰고 있는 일상용어나 명칭들이 너무 많이 오해되고 잘못 인식되어 생활 속에 깊이 상용되고 있어도, 전문인들은 물론 식자나 학자마저도 별로 따져보지도 않고 걸름 없이 사용하고 있는 어처구니 없는 실태가 벌어지고 있다.

 사정이 이러함에도 불구하고 누구 하나 이의나 이견을 내놓는 이 없이 마구 혼동 혼용하여 너 나없이 쓰고 있는 단어들이, 사실상 대화의 깊이나 줄거리의 맥락을 빗겨 본질이 왜곡되어 진의를 찾아볼 수 없는 것은 참으로 안타까운 현실이다.

 깨침이란 어린아이가 알지 못하던 말과 글을 배워 철들어 가듯, 말과 글을

산 생명과 죽은 생명 비교

구 분		명 칭		호 칭
산생명	한글	몸	김[기운]	마음	몸의 마음(精神)
	한자	정(情)	기[氣]	신(神)	정신이라 부름
죽은생명	한글	얼[마음]	울[기운]	알[몸]	넋이라 일컬음
	한자	영(靈)	혼(魂)	백(魄)	영혼과 혼백으로 호칭

태생명과 새생명

구 분	명 칭			호 칭
태생명 (胎生命)	몸	기운	마음	정신(精神)이라 부름:客體 * 몸의 마음[몸이 앞섬]
	體	氣	神(客心)	
새생명 (新生命)	마음	숨	몸	심신(心身)이라 부름:全體 * 마음의 몸 [마음이 앞섬]
	心	命	身	
	本心 (본마음)	元命 (원생명)	自身 (스스로 지은 몸)	

알아내고 이해하여 어른[成仁]이 되는 것이 성현이고 각자의 자격이다.

  말과 글은 대화상 소통의 도구로 분열을 막을 수 있는 소용의 매체가 되고, 그보다 더 중요한 것은 인간완성의 제법을 알아내어 정도를 갈 수 있는 대의명분을 일으킬 수 있도록 고도의 차원의식을 도출해 내는 기초기본이 된다.

  우주생명 의식은 별을 만들어 내고, 그것들을 운용하는 무위력을 발휘하듯, 우리 인간생명의 의식도 계발 여하에 따라 무소불위의 위력을 발현해 낼 수 있다.

  그 기초 기본적 주요매체의 바탕 의식(意識)이 바로 말[言]과 글[文]이다. '아' 다르고 '어' 다른 한글의 정의 구사는 인간생명 진화의 밑거름이자 정도의 방향지시계이다. 무슨 말을 어떻게 쓰는가에 따라 생사의 갈림이 가늠되기 때문이다.

  산 사람의 명칭과 죽은 사람의 명칭도 제대로 구분하지 못하고 쓰여 지고 있는 현실을 사는 우리들은, 어쩌면 스스로가 부지불식간에 크나큰 중죄를 범하는 것이나 다름없다. 앞뒤를 분간하지 못하는 어리석은 소치를 바로잡기 위해서는 실례를 무릅쓰고라도 용어정리를 하지 않을 수가 없다. 몇 마디, 몇 자 안 되는 말과 글이지만 엄청난 착오의 결과를 낳는 것인 줄, 온 인류는 직시하여 명심할 일이며, 표와 같이 원리원칙대로 바로잡아 알리니 앞으로는 더 이상의 착오가 없길 기대한다.

2. 숨[命]의 본질

  한마디로 삶이라 일컬어지는 '숨'은 한글표기이고, 한자로는 명(命)이라 이름 지어진 '살아 있음[生命]'의 명칭이다. 우주 자체의 본질인 숨(命)은 입자가 없는 무립자(無粒子)의 물성을 지니며, 입자는 반드시 파동을 수반한다.

우주생명의 원명(元命)은 무립소자(無粒素子)이므로 본심(本心)의 파동 또한 파장이 없는 무파장(無波長)의 성질을 지닌다.

'숨'이란 한마디로 삶 자체이고 생각하는 의식물자이며, 이 세상의 조건이면서 무조건적인 무소불위 존재이다.

'숨'의 본질은 영양원소의 성분을 지닌 식량요소이어서, 우주 자체가 스스로의 자기의식으로 자발호흡을 하여 자양분을 먹고 마시며 자기 생명을 유지 보존하며 살아간다. 또한 우주는 우주 자신이 숨이자 영양원이며 자기가 자신을 먹고 마시는

본질생명과 매질생명의 비교표

저 간 [밑바탕]		상 간 [겉 표 상]	
숨 (命)	무파장	기(氣)	파장
마 음 (心)	무광[무색]	신(神)	칠색 [8색]
		영(靈)	광색 [5색]

자가호흡으로 무위호흡을 하는 무위도식의 이상(理想)존재이자, 스스로 살아가려는 자존의식을 가진 생존의식 자존물자(自存物資)이다.

숨의 자존심은 기를 내보내어 활동적 양상인 자존력을 길러, 바람으로 또는 기운으로 각 개마다 각 처에서 운기에 의한 변화와 변질기능이 변화무상의 기질을 발휘하게 한다.

3. 숨의 머금음

이 세상의 진정한 이치는 '비[虛:없음]면 차[實:있음]는' 절대성 속의 상대성이다.

우주가 생기기 이전의 세상은 텅 비어 허한 헛간[虛間]의 허무지경으로 채워지는 것이 있으니, 숨[命]이라 이름 지어지는 근원생명 물질로 근간[根間]을 이룬다.

이 세상의 존재의미는 삶이 전제되어 사람[몸]으로 살아가는 생활이 요구

되며, 삶의 근원은 살아있어야 하는 존재성이고 이유[까닭]이다. 이는 곧 살 가치를 지닌 생명인 숨이며, 그 작용을 '숨을 머금는다' 하여 은근하고도 그윽히 온 세상의 저간[밑바탕]에 배어들어 스며드는 현상을 말한다.

숨[命]은 마음[心]이 있기 이전의 원천물자다. 생명인 '숨'이 있어 비로소 살고자 하는 의식의 '마음'이 생기며, 이는 생명질서가 비롯되는 무소불위의 물성을 띤 무위존재이다.

'숨'을 지적하는 과학적 설명으로는 '암흑물질'이라 호칭하고 있으며, 숨에 깃든 '마음'을 '암흑 에너지'라고 지칭하는데 '암흑'이란 말은 사실상 보이지 않아 확인할 길이 없다는 미증유의 현안임을 고백하는 용어이다,

그것이 곧 숨이라는 원천생명이고 또한 근본마음이라는 명칭이 있다는 사실을 모르고 가칭하는 용어이다.

우리 인류가 암흑물질인 숨과 암흑 에너지라는 마음의 물성을 파악하고, 응용하여 쓸 수 있게 되는 날이면, 그야말로 일촉즉발의 일대사건이 벌어지게 될 것이며, 상상이상의 기상천외한 첨단적인 일들이 비일비재로 일어날 것이라고 과학자들은 미루어 짐작하고 있다.

그들의 예측은 사실로 전개될 것이 확실하며, 그렇게 되지 않으면 안 되는 사정이, 지구촌과 태양계의 노쇠한 형편이 그러하고, 여기 이 땅에서 우리는 영원불멸의 후대를 이어, 대대손손 만세를 누리고 살아야 하겠기에 더욱 그런 것이다.

4. 숨[命]의 잠재(潛在) 2)

'숨'은 그렇게 우주 허공간인 헛간의 맨 밑바탕에 깔려 삶의 빌미가 되는 여건을 마련하는데, 그 행태가 쥐 죽은 듯 숨죽여 고요한 암흑으로 잠자코 숨어서 존재하면서 언제든지 생물이 준동할 절호의 기회를 호시탐탐 엿보고 있다.

숨은 허공의 가장 깊은 곳에 숨어서 마음을 내어 생명이 살아갈 수 있도록 자리를 깔아놓고, 각개의 생명이 호흡하여 숨을 쉬며 살아갈 수 있게 숨결이 일어나도록 잠재(潛在)해 있으면서, 공간물질 생명과 시간물체 생명이 서로 상대호흡을 하게한다.

공간을 형성하는 물질은 기체 상태의 물성이며, 생명물자 자체가 '숨'이어서 스스로 숨결을 일으키고, 시간을 타고 존재하는 물체는 고체 또는 액체 상태의 성질이라, 공간물질의 숨결과 상대하여 호흡으로 의식을 교환하므로 양식(養息)이 되어 생명을 유지하는 영양원이 되게 하고, 물체와 물질 3) 간, 또는 물체와 물체 간의 마음을 교류하는 이심전심의 의견이 개진되게, 의사소통이 되도록 하여 생명바다가 온통 마음 세상이 되게 한다.

5. 숨[명(命)] 재촉

숨은 고요한 적막 속에 숨죽여 잠재하며 죽어 지내다가, 호흡하여 숨을 쉬는 생동력을 촉발하는 여력을 길러 내는데, 끼[氣]라고 하는 움직이는 힘[運

---

2) 잠재(潛在) : 이 세상에는 처음부터 끝까지 항상(恒常)하는 것이 있는데, 근원 생명과 본래 마음은 불변 항상 불멸존재의 영원성이며, 공간생명의 잠자코 있는 영생존재 행태를 '잠재'한다고 함.
3) 물체와 물질 : 체적(體積)을 가진 형상의 형체(形體)는 물체[고체, 액체]라 하고 무적(無積)의 무형질(無形質)을 물질[기체]이라 함.

動力]을 내세워, 기를 써서 기력이 생겨나게 하여 행세를 할 수 있는 동작성을 준비한다.

숨은 힘[저력, 속셈:惠量]인 생명에서 비롯되는 생명물자의 낌새는 물끼와 불끼와 흙끼[흙의 기운]인 생명인자의 기운을 북돋워, 수명의 연장(鍊壯)4)을 재촉하는 운명(運命)5) [생명여건을 운용함] 운동을 감행하여, 생명이 지닌 본연의 진화(進化)작업을 독려한다.

진화란 창조에 의해 야기된 자기생명의 자생력을 강화하는 몸부림으로, 우주환경의 변화에 대한 적응력이자 자연환경에 대항하는 면역력이고 자신의 생명활성력(生命活性力)이다.

숨[命]은 생물을 생성소멸 하게하는 기초능력인 근력(根力: 元力)을 지니고, 기(氣)는 생물이 움직일 수 있는 활동력인 기력(氣力)을 지닌다.

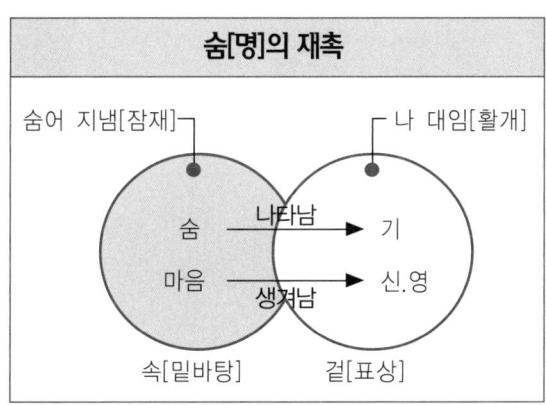

잠재물자와 표상물자

숨의 물성은 보이지 않는 마음[心]의 성질(性質)을 가지는 물질생명[마음]으로, 물체생명[몸]이 나타나 있게 하는 공간의 바탕을 이룬다.

기(氣)의 물성은 나타나 보이는 신(神:보이는 마음)의 성질을 띠며, 물체생명에 깃들게 되면 신이 나서 활동력을 발휘한다.

이를 일러 '신바람' 또는 '신기(神氣)'라 하며, 인류 인간의 대체적인 생명

---

4) 연장 (鍊壯) : 건장하게 단련하는 수업행위.
5) 운명 (運命) : 숨[命]을 운용하여 수명을 운수(運壽)하는 것.

활동은 신바람에 겨워 기동하는 수준이며, 아직은 숨이 지닌 본연의 저력을 발휘하지는 못하는 형편이다.

바야흐로 기지개 켜기로 기갈이[기를 숨으로 바꿈]에 의한 숨돌려먹기로 숨통이 터지면 숨을 쉴 줄 아는 무위도식[무의식호흡]의 무위인간 자격이 갖춰져, 무위력을 발동할 수 있게 되는 기상천외 한 일이 벌어지게 된다.

'기상천외'란 이 세상 밖의 일이 벌어지는 현상을 말하는데, 출세(出世)[6] 지간 또는 격세지간이라 하는, 출가외인이 겪는 격세지감의 한 하늘 안에서 벌어지는 하늘 밖의 일인, 속세와 출세환경 현상이다.

---

6) 출세 (出世) : 세상속인 속세(俗世)에서 세상밖으로 나와 출가외인(出嫁外人)이 됨.

2 물심(物心)

1. 마음[心]

이 세상의 삶터인 우주전체 공간에 생명물질이 스며들어 삶[命]을 재촉하니 스스로 살아가려는 의지가 길러지며, 삶의 의욕인 마음[心: 本心]이 생겨나와 세상 전체를 지배한다. 생명의 본질물성은 음(陰)·양(陽)·중(中) 기운을 띤 물·불·흙의 원소로 이루어져서, 여기에 깃든 마음의 물성 또한 같은 성질로, 천지인 소재로 우주일가를 이루어 마음대로 되는 마음 세상을 열어 온갖 생명이 마음껏 살아가도록 장[마당]을 연다.

숨[命]에서 나타나와 작용하는 물자는 끼[氣]이고, 마음[本心]에서 변신하여 물체[몸]에 깃든 신(神:마음)은 색

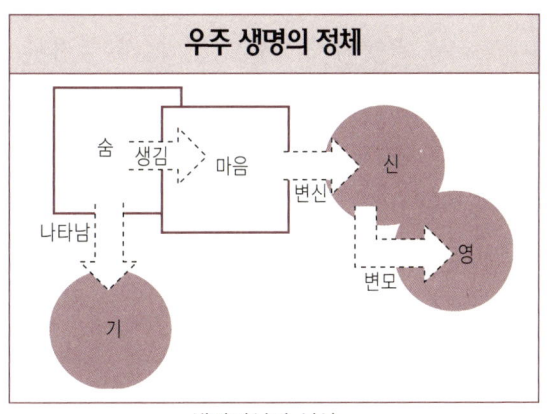

생명의식의 실상

깔을 지니므로 색신[色神]이라 하는 '갯 마음'이며, 신이 변모하여 때깔을 벗으면 영롱한 빛깔을 지니는 다 된 마음인 영혼(靈魂)이 있다.

우리가 숨 쉬고 사는 허공에는 숨[근원생명]과 끼[氣]와 본마음[心]과 갯마음[神]과 색바랜 마음[靈]이 뒤섞여 혼재하며, 한 호흡에 숨과 마음이 한꺼번에 흡입되어 영양과 기운과 정신으로 사람의 몸과 마음에 지대한 영향을 미치는 작용을 한다.

2. 물자(物資)

생명에 각종 끼가 나타나면서 이질(異質)의 물성을 지닌 상대 물자끼리 충돌하며 서로 융합 반응을 일으켜 신소자(新素子)가 발생되면서, 바야흐로 물끼[天氣; 水氣]를 띤 수분이 생겨나는데 이를 태일생수(太一生水)라 한다.

태일생수로 우주상에 처음으로 물끼가 생겨나와 근원물질인 소자(素子)에 이어 작용 물체가 발생하는 초자연 현상이 일어나 물질생명[마음]에서 물체생명[몸]인 형체물자로 태동하는 물질 융합과정이 일어나는 것이다.

그리고 계속해서 원소로 이루어진 기체[물질]들 간의 융합반응으로 물끼(天氣;水氣) 속에서 불끼[地氣; 火氣]가 생겨나고, 불씨가 발생되어 불덩어리로 뭉쳐져서 태양[해]으로 발전하여 항성이 이뤄진다.

항성인 '큰 별'의 불구덩이에서 떨어져 나간 별똥[태양 조각]들이 식어서 '작은 별'이라는 행성의 땅덩이[지구]를 형성하여 별개의 생명체가 발을 디뎌 살아갈 수 있는 여건의 터전을 조성한다.

 끼 (기 : 氣)

1. 끼의 나타남

'끼'란 순 우리말로 기(氣)를 의미하며, 다른 표현으로 '바람'이라 하는 낌새 또는 조짐으로 나타나는 발상의 빌미가 조장되는 징조를 말 한다.

우주가 생겨나기 이전의 이 세상은 일체가 없는 허(虛)한 빈 공간이므로, 허한 공간에는 무언가의 있어지려 하는 조짐이 일어나는데 '바람끼'의 낌새인 것이다.

이때에 이질(異質)의 물성을 지닌 물자들 간의 화합에 의한 핵 간의 충격반응으로 진화소자(進化素子)가 발생되면서 바야흐로 물끼(天氣)를 띤 수분이 생겨나는데, 물질생명에서 물체생명으로의 태동이 시작되는 물자 생성의 광경이 벌어진다.

그리고 계속해서 원소로 이루어진 기체(물질)들 간의 합성반응으로 불끼(地氣)가 생겨나고 불씨가 발생되어 불덩어리로 뭉쳐진다.

그리고 그것은 태양(해)으로 발전하여 항성이 생기고, 불구덩이에서 떨어져 나간 별똥(태양불똥)들은 식어서, '별'이라는 땅덩이로 별개의 생명체가 발을 디뎌 살아갈 수 있는 여건(터전)을 조성하는 불끼의 행동반경이 확대되면서 전개된다.

> **참고**
> 땅[地]을 양기운인 불의 소재로 분류하는 것은 본래 불덩이에서 생겨나온 근본이기 때문이다.

2. 끼의 움직임 [운기(運氣)]

'끼'라고 하는 기(氣)의 성질은 기체의 물질 소자로서 113여개[2009년 3월 현재 일본 물리과학계 발표 참조]의 성분을 지닌 숨[命]의 활동소재이자, 우주생명의 기초기본 활성인자인 최고급 양질의 영양원소이다.

지구의 대기권역 내의 기체를 공기라고도 하는 것은, 공(空)이란 아무것도 없이 '비었다[虛]'는 뜻이 아니라, 완전물체의 근원요소인 물질은 원초생명의 원인자이므로, 생명원소가 들어차 있다[實]는 의미에서 비롯된 기공(氣空) 개념이다.

> **참고**
> 공(空)의 진정한 어원은 하늘[冖] 아래 음양[八] 성질을 띤 물불[天地]원소가 기본적으로 기초를 이룬 기반 아래, 음·양·중[工] 기운의 물·불·흙[天·地·人] 소재로 가득 찬 상태의 기가 충만한 원기로 이루어져 있다 하여, 생기(生氣)로 가득한 '공기'라고 부르는 데에 있다.

일반적으로 '공'을 비었다고 단정하는 것은 본말이 전도된 것으로 착오를 일으킨 것이다.

공기 중의 생명[영양] 원소들의 이질물성 간에 충돌이 일고, 그 여파로 물자 간의 거리가 생기는 이동 현상이 발생한다. 이질물성 사이에 일어나는 이러한 운동성이, 기질 간의 상이로 회전력의 방향성을 불러일으키고, 이때에 물자가 이동할 때 발생되는 원동력을 '힘'이라 이르고 힘의 움직임을 '운기(運氣)한다' 또는 '기운이 돈다'라고 한다.

3. 운기(運氣)의 근본원리

우주 전체공간에 가득 찬 바람끼[공기]는 물끼[수기(水氣): 천기(天氣)]와 불끼[화기(火氣): 지기(地氣)]와 흙끼[토기(土氣): 인기(人氣)]의 원소물질로, 사실상의 영양성분을 지닌 생명원소이다.

생명의 본능적 소질은 움직임[파동]을 수반하여 이질물성 간의 거리이동 작용이 일어나는 운기 현상으로, 음(陰)기운에서 양(陽)기운 쪽으로 제 방향을 타고 돌다가, 다시 양에서 음으로 되돌아오는 역주행을 하는데, 원심력이 강화되면 내측에 헛간이 생기면서 반작용이 일어나 구심력이 발발하면서 중심(中心)[7] 운동을 하기 때문이다.

한[큰] 세상판에서 하나[작은]의 세계(世界)[8]는 구체적으로 음에게 밀려 양으로, 양에게 빨려 음으로 이동되는 현황을 '호흡'이라고 하고, 드나듦의 자존심[9] 생리의 생명인 '숨결'이라고도 부른다.

---

7) 중심(中心): 우주생명 일체는 유심이고 특히 끝이 없어 중점이 따로 없으므로 그 어디에서나 '내'가 기준이 되는, 다시 말해 몸이 있는 내가 무한심의 중심이 되는 것.
8) 세계: 우주생명 물체계[별계; 육계(六界)]. 존재가 생겨나는 것이다.
9) 자존심: 스스로[自] 존재[存] 하고자 하는 마음[心]. 생존력(生存力).

숨결을 일으키는 생리작용은 '숨을 쉰다.'고 하고, '호흡을 한다'고도 하며, 숨이 드나드는 현상을 '나드리'라고도 일컫는다.

4. 기(氣)의 모습

우주만상의 사물들이 그 모양과 무게와 형체를 유지하려면 자기의 체중만큼을 지탱할 수 있는 여력이 있어야 한다. 그 힘이 기(氣)이며 기력(氣力)은 체력을 말한다.

그런데 기에 대해 일반적인 상식은, 기는 보이지 않는 에너지 정도로만 파악하고 있어, 보이지도 잡히지도 않고 맛도 냄새도 없는 이상 존재물로 오인하고 있다.

그러나 알고 보면 기는 눈앞에 뻔히 보이는 너무도 사실적으로 실물에 깃들어 있는 힘을 지닌 에너지원으로써, 질량과 중량과 체적[부피]이 있는 형체를 가진 모든 물체에 존재한다.

이를 태우거나[고체] 끓여서[액체] 급격한 변화작용을 일으켜 보면, 연기나 증기, 또는 구름으로 급변하는 동안에, 눈에 확실히 보이는 기(氣)로 변화한다.

그뿐 아니라 눈에는 잘 뜨이지 않지만 '바람'이라는 공기의 흐름으로 보이는 풍력은 기의 힘으로 기력(기의 힘)을 바람끼[風氣]로 보여주는 확실한 증거가 된다.

> **참고**
> 본다(視)는 개념의 정의는, 눈으로 '쳐다보는' 것 외에 피부로 '느껴보는' 것과 귀로 소리를 '들어보는' 것들을 통틀어 '본다'라고 하는 것이다.

우리 인류인간들이 일반적으로 보이지 않는다는 신(神)은, 만상[형상, 모양]인 몸(精)의 형태 속에, 실상[형질, 모습]의 색깔[神色]로 깃들어 있고, 기(氣)는 무게와 강도[경질]로 엄연히 존재하여, 눈에 뻔히 보이고 손으로 만져지고 느껴지는 실물이고 현물이며, 인물(人物)이자 사물(事物)로 분명히 보이는 물체이고 기체[연기·증기]이다.

'나'라는 개체 존재성으로는 눈이 멀어져서 멀게 보여 가물거려 안보일 뿐, '나'를 버리고 '저'를 찾아 전체 존재성으로 눈을 가까이 하고 보면, 속속들이 다 보이고 다 들리는 저[우주]의 분신물성이고 부산물자이다.

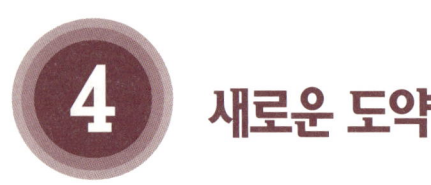 새로운 도약

1. 막연함에서 확연함으로

 수천 년을 두고 우리 인류는, 인간생활을 하는 데 있어, 상당 부분 추상적으로 가상을 현실화 하여 막연히 추정하는 이상론을 제시하고는, 대개의 경우 구호에 그치고 말아 어떠한 결론이나 결말도 나지 않은 상태로 당연시하며 오늘날까지 살아온 것이 현실이다.
 예로, 사람이 생각해 내는 사고방식에 의한 의학, 과학이나 사상, 이념, 종교, 철학 등, 육체적이나 정신적 분야와 기술 등의 제반 분야에서 우주생명이 지닌 근본원리의 사전파악이 전혀 되어있지 않다.
 모든 분야에서, 원인적 분석은 뒤로 한 채 결론부터 먼저 내놓고는, 과정상의 수단과 방법의 제일법이 없어 어쩔 줄 몰라 하는 형편이다.

 의술은 처방 없는 진단 방식만 무성하여 수없는 생명을 속절없이 시달리게 하고, 과학기술은 돋보기[확대경]나 졸보기[망원경]의 가시적(可視的)인 물증과학이 지닌 한계에 부딪쳐 보이지 않는 물질에 대한 확인 곤란으로,

불가시적(不可視的)인 첨단기술은 문턱에 걸려 사실상 손을 놓은 형편이다.

정신계는 형이상학적 이상론에 치중하여 보이지 않는 우주 생명론에 빠져들어 답도 없는 문제의식만 증폭시켜, 정작 필요한 형이하학적 현실론인 인간 생명 활성방안을 찾지 못하여 설왕설래로 우왕좌왕 하는 안타까운 실정이다.

더욱 앞으로 절실한 형이중학적 지론인 생명활성에 의한 진화생명 작업은 꿈도 꾸지 못하는 것이 솔직한 현실사정이다.

2. 인간 위상의 제고(提高)

이념은 세월을 두고 갈 바를 모르고, 사상은 고질적 관념에서 벗어나지 못하여 고뇌 인간이 늘어나고, 철학은 이상만을 좇아 눈앞의 진리도 못보고 설명을 못 하여 현실을 도외시하고, 사후(死後) 사정을 전혀 모른 채 뭐가 뭔지를 몰라 허상만을 찾아 헤매어 왔다.

또한 '인간의 조건'[23] 과 '인간된 도리'[10] 가 무엇인지 제대로 파악을 못해, 사는 게 무언지 죽는 건 어떤 것인지 몰라 어리둥절 하여 불나방처럼 사지로 뛰어들기 일쑤이고, 병이 왜 걸리는지 어떻게 치료해야 하는지를 몰라 수없는 아까운 생명들이 병고에 시달려도 속수무책이다.

---

23) 인간의 조건 : 인간체질의 체위는 부모에게서 정액에 의한 몸 나눔으로 세상에 나와 성장한 의식으로 자기 자신의 본래마음과 원생명[숨]을 찾아서, 자기의 몸과 마음을 갈고 닦는 정신수련(精神修練)으로 환골탈태 하여, 원생명인 본래마음의 근원물질 물성의 몸과 마음으로 심신재생(心身再生) 하여 갱생의 삶을 살도록 구조적 신체조건을 지님.

10) 인간된 도리 : 인간이 사람[몸]으로 세상에 나와 살아가는 태양계와 지구는 수명에 한계가 있어 결국은 종말을 맞게 되므로, 우리 인간이 스스로 자기생명을 진화하여 고도화 된 고급의식으로 과학도들과 함께 태양계 자체를 영생화(永生化) 하는 전대미문의 큰일을 치러냄이 인간구실을 하는 셈. (하늘에서 우주가 못한 일을 이 땅에서 사람이 해냄이 인간으로서의 제할 도리)

특히 생사의 이치를 몰라 생전세상과 사후세계[11] 를 전혀 알지 못해 진정한 인생살이의 참된 가치를 모른 채 막연히 세상 살림을 꾸려가며 인생을 살아왔다. 이제는 보이지 않는 사실 무근의 이상 논리나, 남이 속삭이는 감언이설에 솔깃하여 넘어가지 말고, 자기 스스로 각성하여 올곧은 자기 의지력을 길러 무슨 일이 있어도 자기 믿음을 잃지 않는 확신을 가진 사람으로 자신 있게 확고한 인생을 분명히 살아가야 할 것이다.

3. 생사(生死) 이치

「생사의 이치」란 삶과 죽음의 정의를 내리는 것이다. 인류사상 처음으로 밝혀내는 생사이치는 이 세상 물정의 전모를 속속들이 간파해 내어, 과학적 증거에 입각한 이상과 현상, 허상과 실상[12] 을 확연하게 이실직고[사실 그대로를 알림] 한다.

이 세상이 돌아가는 사정은 우주생명이 삶과 죽음의 생멸현상을 반복하며

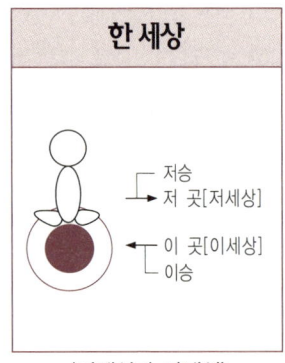
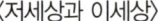
〈저세상과 이세상〉

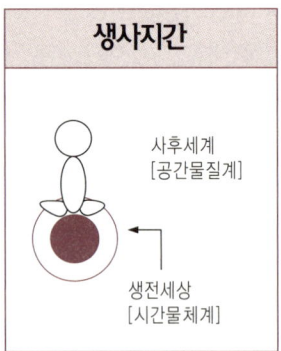
〈생선세상과 사후세계〉

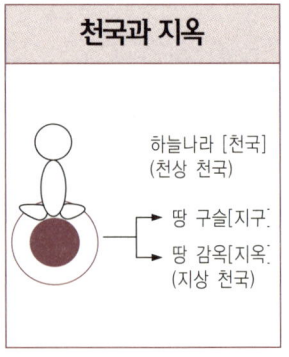
〈하늘과 사람세상〉

---

11) 생전(生前)과 사후(死後) : 몸 덩이로 형체가 있으면 '살아있다[生]' 하여 사전행사인 미래의 형편으로 보고, 몸 덩이인 형체가 없으면 죽고 없다[死] 하여 다 지나간 일로 간주.
12) 허상과 실상 : 텅 비어 있어 무언가 담을 수 있는 빈 통[허상]의 빈 그릇과 그 빈 통에 무언가 담겨있는 실속으로, 허상은 빈 그릇의 몸[精]이고 실상은 담겨지는 물자의 마음[神].

끝없는 영속생명을 이어가며, 생명이 살아가는 생활터전에서 별로 뭉쳐 형체생명으로 살아 나왔다가 죽어 사라지는, 생사교차 생멸현상을 두고 '생사윤회'라고 하며 통칭해서 '생사이치'라 한다.

세상(世上)이란 세계(世界)를 담는 절대헛간[絶對虛間]의 텅 빈 자리[허당처(虛堂處)]인 절대 자리이며 일체처(一切處)라고도 한다.

세계라는 상대 시공간(相對時空間)을 담아서 헛간[虛間]을 채운 것을 빈자리에 '매김' 했다고 하며, 빈자리를 채운 것을 '자리매김'이라 한다.

세상의 형태는 자리를 펼쳐놓은 반상(盤上)의 열린 곳간[當處]이다. 이 세상은 세계라는 우주생명을 낳은 어미이자 원래의 근본처소로서 생과 사의 생명활동이 전개되는 곳이다.

4. 이곳과 저곳[생전세상과 사후세계]

내 몸 밖[허공]의 공간을 저쪽[저곳]이라 하고, 내 몸에 맞닿은 허공간을 '나 밖'이라 하며 거기를 저곳이라 하고 '사후세계'라 한다.

허공 속에 떠 있는 내 몸을 이쪽이라 하고, 무한공간에 내 몸이 있는 실체를 '나 안'이라 하며 여기를 이곳이라 하고 '생전세상'이라 한다.

삶과 죽음이란 '한'의 물질[전체]과 '하나'의 물체[개체]간에 맞닿아 있는 순간과 영원지경인 찰나지간(刹那之間)의 이원계 차원이 일원화로 전개된 생사판이다.

삶은 별개체의 몸인 살아 움직이는 물체를 생전세상이라 하며, 죽음은 그 생물체가 살아있는 허공간의 마음물질이 존재하는 무한 전체계를 사후세계라 하는 것이다.

이곳과 저곳의 공간적 차이는 거리상의 시간차일 뿐 '한 곳'이며, 우주의 공간은 한 곳이어서, 여기가 거기이고 저기도 거기인 그게 그것의 무위개념이며 한이 없는 무한성을 의미한다.

시공이 없다는 말은 이러한 상황을 설명하는 것으로 공간이란 끝이없는 무량(無量)의 무한성이므로 '있고 없음'의 개념을 벗어나는 무위개념이어서, 한계를 따질 수 없는 무한량의 처지에서 무한공간 속에 있는 시간 또한 무한 개념에 저촉될 수밖에 없는 무한시간의 무위개념이다.

5. 이승과 저승[이세상과 저세상]

'나 밖'의 공간은 '저승'이고 저쪽인 저세상이라 하고 '나 안'인 내 몸은 이쪽인 '이승'이고 이 세상이 된다.

'저[전체우주]'를 담은 나[내 몸]는 다름 아닌 이 세상[개체우주]인 이승이 되고, 우리가 사는 이 세상의 하늘인 허공간은 저승의 저 세상이고, 우리 인간은 사후계가 되는 저승의 저 세상인 죽음공간 속에 이승인 이 몸으로 나타나와 살아가고 있는 형편이다.

죽음[死] 속 삶[生]이 '한 삶'이고, 저승 속 이승이 '한 승'이고, 저 세상 속 이 세상이 '한 세상'으로, 죽음 공간[허공] 속에 산 시간[사람]이 한통속으로 살아가는 모습이 우주생명의 실상인 현실사정이다.

'나[우주]'는 산몸으로 이 세상[이승]에 나와서 저 세상[저승]의 죽은생명[숨]을 먹고사는 형편이며, 죽은 생명인 저승은 산 생명인 이승에게 먹히고, 산 생명인 이승은 죽은생명인 저승을 먹고 살아간다. 이를 일러 생사지간의 공생공존 환경 속의 공동운명 체계 현실사정이라 한다.

6. 생사지간(生死之間) 공동운명체

우주생명의 실상은 '생사 공생공존' 세상이므로 기지개로 공기 중의 숨을 영양원으로 먹으려는 것은 저승의 죽은 생명을 먹는 셈이 되는 것이 엄연한 사실이다. 기지개로 온몸에 죽은[잠재] 생명이 가득 차게 되면 묘하게도 몸 자체가 죽어 없는 무아지경의 경지를 체감하게 된다.

내 몸이 죽고 없는 느낌은 실재현상이며 우주생명의 실상이고, 삶과 죽음이 하나임을 실감하는 생사일여(生死一如)[13] 의 우주생명 실재생활을 하며 살아갈 수 있게 되는 것이다.

우주는 다름 아닌 3차원 죽음 공간[몸]과 4차원의 산 시간[마음]이 한데 어울려 살아가는 생사지간에 동고동락(同苦同樂)[14] 하며 공생공존 하는 세상으로, 우주와 인체는 별개체가 아닌 일체[한몸]의 공존체이며 우주처럼 우주의식으로 살아가는 것이 참된 인간으로서의 참된 삶인 것이다.

7. 차원(次元) 이야기

우주의 실상은 3차원과 4차원 이상의 다차원이란 사실상 없는 것이며, 그 이상의 차원이 있다간 일대 혼란이 일어나 큰 탈이 나는 것이므로 그 어떤 허황된 현상이 있어서는 더욱 안 되는 실존 세상이기에 그렇다.

저승은 3차원 공간의 우리가 살고 있는 지상의 공간인 허공이고, 이승은 4차원 시간인 지구와 우리 인간의 몸이다.

---

13) 생사일여(生死一如) : '산 생명'이나 '죽은 생명'은 몸이 있고 없고의 다름일 뿐, 죽으나 사나 똑같은 생명존재 형편.
14) 동고동락(同苦同樂) : 죽은 공간생명[우주생명]이나 산 시간생명[인간생명]이나 같은 공간 안에 같은 환경 속의 같은 처지이므로 고락을 같이 할 수밖에 없음.

우주전체 허공간은 저세상인 저승이 되고, 우주공간에 달랑 떠 있는 지구와 같은 별계[六界]의 존재는 이승이 되는 것이 명명백백한 사실현상이다.

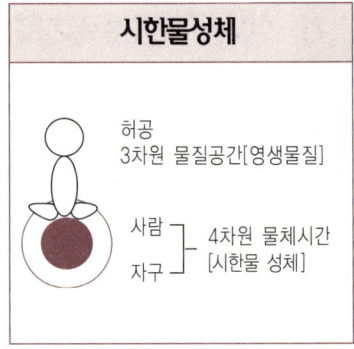

〈3차원 공간과 4차원 시간〉

그러나 하나의 물체를 놓고 보면 모양을 지닌 형상[몸]은 3차원 공간이고, 그 형체 속에 깃든 모습의 색상[마음]은 4차원 시간이 되는 것으로, 허공간[3차원]과 별[4차원]의 물질 [3차원]과 물체[4차원]의 찰나관계와, 한 물체[몸: 3차원공간] 안의 물질[마음: 4차원 시간] 관계를 직시[바로 봄]해야 한다.

이상의 기정사실 현상 이 외의 별도차원이 있다면, 시공간의 순서입각에 혼란이 야기되어 정연한 질서가 성립되지 않아 생명진화가 곤란해지고 삶의 진정의미가 사라진다.

> **참고**
>
> **차원계의 2원체계 설명**
>
> * 물질 공간체계 { 공간물질 : 3차원계(무형질 : 몸없는 몸)] 전체성
>   시간물질 : 4차원계(무형질에 잠겨흐름)]
> * 물체 시간체계 { 공간물체 : 3차원계(유형질 : 몸 있는 몸)] 개체성
>   시간물질 : 4차원계(몸 속에 담겨 쓰임)   ]

8. 우주의 허상과 실상

우주 허공에는 백여 가지 이상의 물질원소로 이루어진 생명의 근원요소가 밑바탕에 깔려있고 그 겉 표면에 기운의 활동소재가 기체와 고체[액체]

로 활성력을 지니고 생물체로 난무한다.

　물질원소를 크게 나누면, 천·지·인 소재의 물·불·흙의 원소로 분류된다. 다른 이름으로 생명이라고 불리는 원소의 물성은, 사실상 절대 영양분이 함유된 영양원소 자체로서, 우주상의 온갖 생명체가 분해 분산된 무산물이다.

　우주는 우리의 몸[표상(表象)]과 같은 물성의 성분이므로 생리적 행태도 같아서, 호흡을 하고 힘을 써서 움직이며 이 세상을 살아가는 같은 운명의 생명이다. 우주도 우리 인간과 똑같이 생각하고 행동하며 움직이는 물성 물자인 거대한 무한생명 의식군단이다.

　우주와 내가 한 몸인 '우아일체(宇我一體)'란 말은 우주와 인체가 별 다름 아닌 동성동본의 동질존재로서, 하나의 의식으로 같은 생각을 하고 같은 행동을 하며 같은 집[우주]에서 같은 생활을 하고 살아가는 공동운명체인 우주생명의 허허실실 물상체질이란 의미이다.

　우주의 먼 공간은 절대온도인 극저온의 환경으로 물끼[천기(天氣)]·불끼[지기(地氣)]·흙끼[인기(人氣)]가 섞인 진공과 진기가 얼어붙은 얼음 알갱이로 이합되어 있으므로 사실상 기(氣)는 얼음 알갱이 속에 고스란히 스미어 있고 허공엔 공(空)만이 남아 있으므로, 진공(眞空)이라 이름하는 것이다.

　다행인 사실은 진공이기에 망정이지, 우주 전체가 공에 기가 찬 상태라면 우주공간 자체가 빈틈이 없는 몸뚱어리이어서 별들이 떠 있을 자리가 없을 것이고 질서가 바로 서기 힘들었을 것이다.

　순서에 입각한 절대 질서가 이루어져 상대적으로 표출된 별들을 실상[마음씨]이라 하며, 순서와 질서가 무위(無爲)15)로 된 무질서[무위질서]의 우주 전체공간을 허상[몸밭]이라 일컫는다.

9. 우주 군상(群像)

우주생명의 현상을 속속들이 살펴보면, 전체공간에는 시한부 존재인 별들[얼음덩이, 지구, 사람 등]이 몸이라는 형체로 표상되어 나타난다.

이 때, 눈에 뜨이는 물체를 허상(虛像)이라 이르고, 개체의 빈 몸통 곧 허상(虛相) 속에 색깔 있는 색상(色相)이 들어 차 있다 해서 실상(實相)이라 부르는 것이다.

사실상 허상 속의 실속은 실상인 마음[색신(色神)]이 들어찬 형편이라서 색깔로 보이고, 기(氣)가 깃들어 무게[체중]와 강도[경도]를 지닌 몸이라는 실물로 만져지고, 신(神)이 있어 신경(神經)을 쓰는 실재 존재물이다.

이러한 사실은 일반적으로 알고 있는 헛것이거나 홀로그래피 같은 피상체의 헛물[허물(虛物)]이 아닌 실물(實物)인 것이다.

공즉시색(空卽是色), 색즉시공(色卽是空)이란 말은 공은 몸이고 색은 마음을 뜻하는 것으로, 몸은 빈 그릇이나 색깔 있는 마음이 들어차 눈에 뜨게 보인다[示色]는 뜻이다.

우주공간의 실속을 한 번 더 들여다보면 정말로 가관이며 요지경관이다.

우주의 허한 공간은 실상이라 일컫는 공상(空像)으로 채워져 있는데, 온통 물질생명이 기체로 들어찬 상태로 잠잠하니 잠 든 생명이라 해서 잠재생명이라 이르고, 다른 말로 죽어지내는 생명이란 의미로 죽음의 세상인 암흑세계라고도 일컫는다.

---

15) 무위(無爲): 일부러 행위(行爲)를 하지 않고도 행사의 결과가 일어나도록 하는 고도의 술책인 무위력(無爲力). 하던 일을 하지 않고도 자연적으로 일어나게 하여 이제까지의 일[억지로 하는 일]을 없던 일로 되돌림.

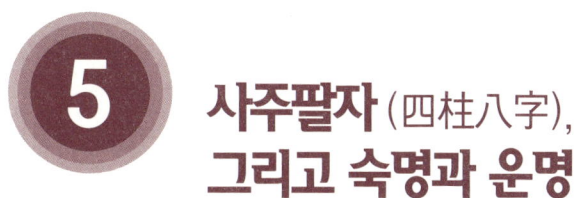

1. 사주팔자(四柱八字)

4(四)라는 글자는 우주의 꼴을 표기하는 천문수리 문형문자이다.

사주(四柱)란 우주가 이 세상의 주(主)가 되는 생명공간을 의미하므로 사주(四主)라고 해야 옳은 표기이며 우주는 이 세상의 주인이므로 지배적으로 존재한다.

팔자(八字)란 사자(四字)에서 낳은 알짜[卵] 배기로써 '사자(四字)새끼'라고 하거나 '팔 새끼[八子]'라고도 하는, 별과 사람을 표기하는 문자로써 우주공간에 나타난 객(客)의 처지인 별난 존재로, 주객이 한데 어울린 주자지간(主子之間)을 사주(四主)와 팔자지간(四主八子之間)이라고 한다.

사주(四主)는 숙명(宿命)이라 지적하고 팔자(八字)는 운명(運命)으로 개척하여 고쳐내는 기상천외의 수단과 방법을 치르는 것을 인류지대사라 한다.

일견 사주(四柱)를 인생여정의 경로를 점치는 수단으로 활용하나, 사실상의 사주풀이는 타고난 숙명론에 초점을 두고 주어진 숙명을 여하히 운용하는 운명수단으로 팔자(八字)를 고쳐 낼 수 있는가의 화두풀이로 역점(易占)16)하는 것이 인간된 도리이다.

정말 그럴 수 있는가, 설마 그렇기야 할까 하는 의구가 일겠으나 부정하는 이는 되는 게 하나 없는 요령부득의 실기(失期)를 낳고, 긍정하는 이만이 이 세상에는 안 될 일이 없음을 몸으로 맞아들이고 체득하여 인간승리를 구가하게 된다.

설마가 사람 잡는다는 말은 정말[참말: 참된 이치]로써, 우주상의 기적현상인 그런 일은 얼마든지 일어날 수 있다는 예견(豫見) 예지(銳智)의 예언용어이다.

2. 숙명(宿命)과 운명(運命) 17)

숙명이란 이미 사주로 펼쳐진 우주생명 공간에 어쩔 수 없이 정해진 별 수 없는 생태환경의 형편을 지칭하는 이름이다.

숙명으로 정해져 사주에서 나온 사람팔자는 고쳐 살지 않으면 안 되는 막난이로 들떨어져 꼴사나운 갯팔자[들된 팔자(八字):갯된 팔자]인 상팔자[喪八字: 죽상]이다.

> **참고**
> 덜과 들의 비교정의
> • 덜:양적 적음   • 들:질적차이   (반) 참(참깨,들깨)   (비)개(개옻, 참옻)

---

16) 역점(易占) : 팔괘, 육십사괘로 일의 길흉을 판단하는 점.
17) 숙명과 운명 : 사주의 생긴 꼴대로 어쩔 수 없이 타고 난 생명을 숙명이라 하고 그 숙명을 운용(運用)하여 운전(運轉)하는 운수(運壽)행위를 운명(運命:수명을 운전함)이라 함.

따라서 기를 갈아 마시어 숨인 명(命)을 돌려먹는 운명(運命) 수작으로 팔자(八字)를 인자(人字)로 고치는 수작걸기로, 꼴사나운 팔(八)자를 어질 인(仁)자로 바꾸어내는 수행을 하여, 소위 운명을 돌린다는 운명개척론의 실제 작업이다.

수많은 사람들이 인식하고 있는 '운명'의 이해는 어쩔 수 없이 주어진 숙명과 혼동하여, 운명이란 별 수 없이 타고난 사주대로 살아야 하는 피동적 삶의 일환으로 오해하고 있는 형편이다,
그러나 이는 큰 착각이고 중대한 착오이며, 씻지 못할 오류를 우리 인류는 그간에 저질러 온 거다.
당장에 운명이란 글귀에서 설명되듯이 '명을 움직여 바꾸는 것'이 운명이니, '명'이란 숨이고 개체의 몫숨을 말하는 것이며 그 모가치의 객숨을 한숨으로 돌려 바꾼다는 의미인 것이다.

제2장

인간 생명의 원리

- 인간 (人間)
- 인체의 생리
- 우주와 인간

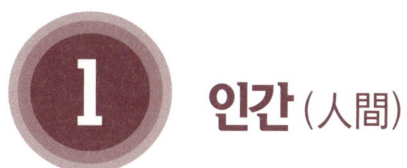

1. 인간의 조건

매미나 나비가 알에서 유충으로, 번데기에서 성충으로의 변태 과정을 거쳐 환골탈태의 환생 삶을 살게 되듯이, 우리 인간의 체질도 갈고 닦는 수련 수행 작업을 통해, 부모에게서 물려받은 몸을 스스로의 자구노력으로 기질을 바꾸고 체질을 개선하여 환골탈태의 삶을 살도록, 생리적 신체구조를 타고난 것을 '인간의 조건'이라 한다.

구체적인 설명을 하자면, 만물의 영장인 인간으로 태어날 때 하늘에서 이어받은 신격(神格)의 마음인 정신을 씻어[닦아]버리고, 심격(心格)의 마음인 본성을 되찾아 살도록 구조적으로 조건 되어 있다.

어버이에게 물려받은 정육(精肉)의 몸인 골육을 갈아치워서[환골], 근기가 채워진 골격의 체격으로 품위를 갖추어 재생 삶[다시 삶]을 살도록 신체적 조건을 부여받고 태어난 몸이 우리 인간본연의 인격존재이다.

나방이나 매미가 자신에게 부여된 조건대로 변태하지 않으면 안 되듯이,

우리 인간체위도 재생(再生)되지 않으면 안 되는 구조적 모순을 지니고 태어났으므로, 단 한 사람이라도 변태의 수고로 자생력을 길러 갱생의 삶을 살아감이 인간 생명으로서의 자수성가 하는 결자해지의 원리원칙(原理原則)[18]인 것이다.

2. 정신수련(精神修鍊)과 심신수양(心身修養)

사람에게 부여된 조건대로 제 기능을 다하도록 하려면, 생명의 원리에 입각한 생리적 원칙의 제법을 제대로 치러야, 기대하는 만큼의 궁극 목적을 달성할 수 있다.

인체의 구조적 문제는 섭취 음식물의 분해소화 능력의 이상 현상으로, 혈액이 탁하여 각종 질병을 이겨내지 못해 병고에 시달리고, 숨을 제법대로 쉴 줄 몰라 호흡불량에 의한 기력 저하로 숨은 속셈인 저력[바탕 힘⇒원력, 근기]이 없어, 세상(世上)[19] 이치를 헤아리는 지혜 부족으로 불성실한 인생을 살아갈 수밖에 없다.

이러한 문제투성이의 체질을 개선하려면, 부모에게서 물려받은 몸과 마음인 정신(精神)[20]을 갈고 닦아서 지워 버리면, 우주[하늘]의 근원물성인 본래 마음을 찾을 수 있다.

본심의 기능은 무위적인 위력을 지니고 있어서 몸이 태어날 때의 탄생조건을 그대로 재생하여, 스스로 지은 마음의 몸인 심신(心身)[21]으로 재생되어

---

18) 원리원칙(原理原則) : 만사엔 만일의 제법원리가 있고 만법엔 일법(一法)의 절대원칙이 있어 우주의 생명유지는 원리에 입각한 원칙대로 일사분란 하게 운동하며 살아가는 생명군단.
19) 세상(世上) : 우주생명 물질을 담아놓은 상판[빈칸; 헛간(虛間)].
20) 정신(精神) : 본심이 변장 변신하여 만들어진 몸과 마음, 정육(精肉)과 색신(色神).
21) 심신(心身) : 부모의 정[몸]을 나누어 받은 육신의 몸 마음을 정신(精神)이라 하고, 그 정신을 갈고닦아 스스로의 몸을 새롭게 다시 지은 마음의 몸을 심신(心身)이라 함.

건강하고 지혜로우며 새로운 마음의 몸으로 재탄생해서, 즐거운 인생의 참맛을 보고 살도록 조건 되어 있다.

3. 인간 된 도리

사람에게 부여된 조건대로 도리를 다 하려면 사리에 맞는 수단을 강구해야 하고, 분수에 맞는 제법대로의 힘을 써야 소기의 목적을 달성할 수 있다.

우주전체 환경과 태양계를 위시한 지구 환경이 날로 열악해지는 이유는 태양과 별의 생명체도, 시간이 갈수록 노쇠해져 중력의 저하로 기운이 떨어지기 때문이다.

그런 관계로 궤도운행 지탱 여력이 부족해져서 공전상의 정확도 유지가 곤란하고, 이에 따라 기후조절 능력이 부족하여 생태환경 안정화가 어려워 각처의 생활상이 혼란스럽고 각개의 생명유지 능력이 일정치 않아 괴질이 성행하고 인심이 각박해진다.

지구촌의 실태는 당장 지하자원이 고갈되어 가고 물 부족 현상이 초래되고, 기온의 상승현상이 그렇다. 무엇보다 중요한 것은 사람들의 육체건강이 약화되고 더욱 정신건강이 눈에 띄게 저하되어 문제가 크다.

우리 인간으로서 해야 할 절대적인 도리는 걱정 없이 먹고 살아야 할 식량의 안정적 생산을 위한 배양기술을 하루빨리 첨단화해야 하고, 석유를 대체할 연료와 신물질, 신소재를 비롯한 신인류화(新人類化)를 향한 인간생명 진화에 총력을 기울이고, 신세계(新世界)[22] 건설에 최대의 노력을 경주해야 한다.

---

22) 신세계(新世界) : 완성된 이 땅의 지구 형편을 진화하여 온전한 삶터로 일구어 시한부 지구 존재를 새로운 영생물성체로 변장한 기고만장의 신성[샛별]세계.

4. 공양(供養)

하늘 공간인 공중에 있는 고급 영양소인 숨을 한껏 원 없이 먹고 마시는 자연섭생 행위를 양식(養息)[23]이라 하고, 의식적으로 염원하며 숨을 골라먹는 것을 조식(調息)이라 한다.

조식은 기골이 장대한 사람이 되기 위한 최적의 수법이며 장차 품격인간의 위상을 높이려는 제법수단이다.

우리가 숨을 쉬고 사는 허공에는 각종의 의식들이 섞여있어 살아있는 생명의식인 정신과, 살다가 죽어 간 귀신(鬼神)[24] 의식과, 귀신 의식이 때를 벗은 영혼의식이 우주생명의 본래의식과 한데 어울려 있다.

이 중에서 인체에 필요한 본래 마음을 담은 본질생명인 '숨'이라고 하는 한숨만을 골라먹으려는 의도가 곧 '조식'이라는 이름의 '한숨쉬기' 수작의 수행수법이다.

공양(供養)이란 말의 진정한 의미는 공중식량(公衆食糧)이란 말로써, 좀 더 기술적으로 설명하자면 공통양식(養息)이란 뜻으로 우주의식과 함께 인간의 식이 하나로 한숨을 먹고 마시는 무위도식 자격자만이 만끽하는 최고급 영양식사이다.

---

23) 양식(養息) : 공중에 널리 깔려있는 1차 식품인 공기를 '공기밥'이라고도 하며, 지상 최대의 생명원(生命原)이자 이미 소화가 다된 최고급 영양소임. 따라서 이것은 코와 피부의 호흡을 통해 먹고 마시는 보기 보양(補氣補養食量)임.

24) 귀신(鬼神) : 정신(精神:몸 마음)이 죽어서 귀(鬼)가 빠져 신(神)만 남은 허상 의식체, 헛것.

5. 진지

　지상의 토양에서 길러진 식재료를 영양원으로 하는 섭취행위를 음식을 먹는다 하고, 미각적으로 입맛에 맞는 밥[飯]과 부식[饌]을 먹는 것을 진지를 드신다고 한다.

　진지는 정갈한 몸을 유지하기 위한 최상의 식생활 방식이며 절대소화를 전제로 한 식재료로써, 쌀밥과 찌개[국], 채소나물과 육·어패류, 그리고 견과류의 한 상 차림으로, 반드시 선식과 생식을 곁들여 독소제거와 소화분해로 여러 가지 영양이 고스란히 체내에 흡수되도록 차려진다.

　공양식음은 코로 맑은 공기에 머금은 영양원소를 마시지만, 진지 대접은 입으로 맛을 즐기며 기꺼이 누리는 식도락이다. 잘 먹고 잘 싸는 것이 생명으로서의 기초기본 생활이자 자기진화를 위한 영양공급원으로서의 제 도리를 다 하는 것이다.

　사람이 살아가는 동안에 겪는 괴로움이나 슬픔까지도 기꺼이 즐겨 맞아들일 수 있는 포용력이 생기려면 자기 믿음에서 비롯되는 저력인 마음의 숨은 힘[속셈]이 요구된다. 그것이 곧 의지력으로 생명활성 의욕을 불러일으키는 계기를 마련한다.

6. 골(骨)이 빈 인간체격

　우리가 흔히 쓰는 '골이 비었다.'는 말은 뼛속이 비었다는 뜻이다. 뼈를 골(骨)이라 하고 골을 뇌(腦)라고 하는 것이며 뼛속의 진액[생명액: 진물]을 골수라고 하는데, 우리 몸을 구성하는 뼛속의 골이 대부분 비어 있는 실정을 말한다.

　골다공증 같은 골병을 앓는 병증은 우리가 흔히 표현하는 '기가 허하다'

는 것으로 허기가 진 상태를 이른다.

 골이 빈 상태를 호전시키고 싶다면 폐호흡은 물론 피부호흡에 이은 골수호흡을 강화하면 되는데, 기술적으로 뼛속 깊이 숨을 집어넣을 수 있는 적당한 수단이 있어야 한다.
 이 호흡법은 기지개호흡 또는 숨호흡이라고 하는데 뼛속을 기[숨]로 채울 수 있는 그야말로 '기가 찬' 운기 운동법인 것이다.
 이처럼 효과가 뛰어난 기지개 호흡은 사람들의 육체건강은 물론 정신건강에도 지대한 영향을 미치게 된다.

7. 죽어야 끝나는 공부

 '죽을 때까지 공부한다.'는 말의 진정한 의미는 '죽으면 공부가 끝이 난다'는 말이다.
 '죽으면 공부가 끝난다.'는 말은 죽음의 경지에 이르면 더 할 공부가 없어진다는 말로, 죽을 지경이 되면 기적 같은 현상이 발현되어 위기를 극복하듯, 죽음의 경지에 들면 결국 성공을 한다는 뜻이 깃들어 있는 말이다.

 죽음은 삶의 끝이란 의미로써 끝은 다시 시작을 부르는 윤회현상으로, 끝은 곧 죽음이고 죽음은 새로운 시작이며 새 시작은 새 삶인 셈이다.
 '사즉생(死卽生)'의 원리는 인생사에서 어디에나 적용되는 현실적인 이치로 우리 몸을 바로 고쳐 나가는 데에도 변함없이 적용되는 생명원리의 근본 이치이며, 끝은 다시 새로운 시작이 되고 죽음은 곧 새로운 삶으로 거듭나는 개과천선이다.

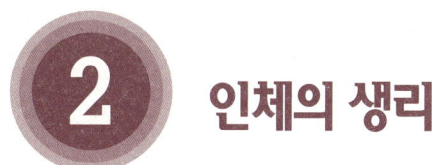

2. 인체의 생리

1. 인체의 생리적 구조

1) 인체 생리의 구조적 모순

별 것 아니게 쉬워 보이지만 기지개켜기를 위한 사전숙지로 우주생명의 원리와 우주실상인 세상물정의 사정을 전적으로 간파하지 않으면 안 된다. 인류 인간이 우주상에 나올 때, 신체 전반에 걸친 생리 구조적 결함을 떠안고 태어난다.

앞으로 살펴보려는 인체구조의 생리적 현상의 재인식은 천상천하에 둘도 없는 유아독존체라서, 어느 한 것이라도 소중히 다루어야 마땅하고 절대적인 근원생명 원리와 필연의 원칙에 입각해야만 소기의 목적을 달성할 수 있다.

그러기에 추정하여 어림하는 수작이어서는 천하의 대역죄를 범하는 꼴이 되고, 영원히 이 세상을 하직해야 하는 우주 미아의 낙오자가 되고 만다는 사실을 명심해야 한다.

2) 인체 구조의 생리적 흐름

기지개 운동을 시작하기 전에 의학적 전문지식이 아니더라도, 우리가 쉽게 접할 수 있는 인체구조의 해부학적 상식을 숙지하면, 보다 효율적인 운기 운용을 할 수 있고 적극적인 체력관리 운동을 해나갈 수 있다.

특히 일반적인 호흡수행인[기공(氣功)[25] 수련인]들이 걱정하는 부작용 현상인 역상[역기, 궐역]에 의한 상기나 빙의, 심하게는 부상을 입는 경우가 있을 수도 있다.

그러나 인체구성의 생리구조나 호흡원리를 상식적으로 알아두면 최소한의 탈에서는 벗어나서, 보다 안정적으로 안심하고 운기조식 호흡운동을 마음껏 할 수 있게 된다.

인체에 내장되어 있는 장부는 내 의지와는 달리 스스로 운동하여 내 마음대로 움직여지지 않으나, 심폐기관 만큼은 들숨과 날숨의 정도에 따라 횡격막과 함께 얼마든지 폐를 부풀리든가 오므릴 수 있는 인위적 내장기관이다.

기지개 호흡은 이러한 이점을 십분 활용하기 위해 기지개를 통해 외기의 축적과 내공의 기능으로 기합의 실마리를 찾아내어, 인간이 지니는 본연의 근력을 돋우어 내어 몸을 갈아 치우기 위한 최상의 '몸부림' 칠 여력을 기르는 데에 큰 역할을 감당할 것이다.

---

[25] 기공(氣功) : 호흡조절로 기를 운용하여 기운을 쓰고자 공력을 들이는 운기 행위.

2. 호흡

1) 호흡의 참 정의

 호흡이란 살아가려는 생명활성 의식 행위이고, 생명의식은 살아가는 방법을 아는 사고방식이다. 또한 호흡은 '숨'이라는 생명물질의 영양원소를 서로가 먹고 먹히며, 서로를 살려가는 양생물성 물자로서의 생명유지를 위한 섭생방법의 생활방식이다.

 모든 생명체의 섭생방식은 하나같이 먹어주는 식사행위만 인위적으로 의도하면, 싸는[누는] 생리적 작용은 거의 무의식적으로 이루어지는 자연현상이다.

 입으로 먹는 식품인 음식은 입을 통해 먹어주기만 하면, 내장기관에서 스스로 소화하여 조혈작용을 하고 난 음식물 찌꺼기는, 무의식적 생리작용에 의해 똥이나 오줌 찌꺼기로 배변되는 것과 마찬가지이다. 코[피부]로 먹는 식품인 양식(養息) 또한 별다름 아니어서 코와 피부를 통해 먹어 주기만 하면 된다.

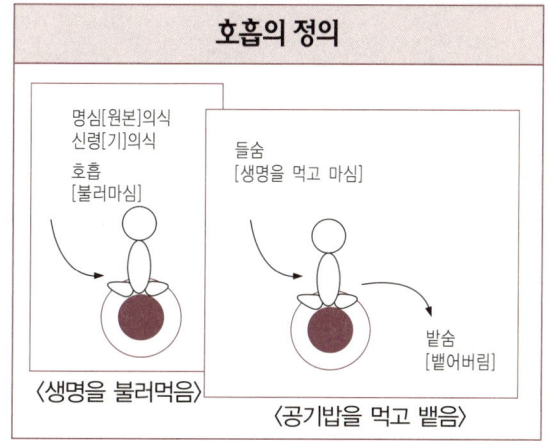

 다시 말해서 숨을 불러 들이마셔[호흡] 주기만 하면, 스스로 체내의 각개 부위에서 소화하여 기를 만들어주는 보기(補氣) 작용을 일으키고 난 양식물 찌꺼기도, 음식물 찌꺼기와 마찬가지로 무의식적 생리작용에 의해 피부의 숨구멍으로 자동 배출된다.

다만 양식물의 찌꺼기는 음식물의 그것과는 달라서, 오줌이나 똥 찌꺼기의 성질이 아닌 '폐기'라고 하는 탁기의 성질이면서 신령의식(神靈意識)물성을 지니므로 탁기인 의식폐기물을 배출하는 실질행위는 '누진지기(漏盡至氣)26)'라는 신출(神出)수단을 동원하여 치른다.

> **참고**
> 누진지기는 기지개 켜기로 숨 돌려먹기의 최고급 기술의 하나로 최고의 가치를 두는 술수(術數)이다.

2) 의식호흡의 참된 의미

우주생명의 원리를 살펴보면 우주공간에는 공기라고 하는 생명원소의 기운이 있어, 이질성분과 동질성분 원소 간의 상충작용과 이합작용의 반복으로 파생되는 기질의 이동이 힘으로 발생된다.

기운의 움직임은 운기운동에 의한 호흡작용으로 활동력을 유발하여, 생명이 살아가는 요령을 알아내는 빌미가 되어 숨을 쉬는 호흡은 곧 삶을 살 줄 아는 생활의식이 된다.

생활[삶]은 호흡을 수단으로 하고, 숨을 쉬려는 행위는 스스로 살아가는 방법을 아는 생명활성 의식이며, 살려는 의지인 생명의식은 호흡이라는 자연 섭생력(攝生力)을 작용케 한다.

인간이 하는 호흡을 무의식적 행위로 간주하는 것이 통념이나, 사실상 무의식이라는 의식의 무위적 성향은 무위력이 내포되는 유의식 행사로, 이미 우주가 의식화한 생리작용인 것이다.

---

26) 누진지기(漏盡至氣) : 한마디로 '누기'라고도 하는 '신끼(神氣)를 내어보내는 고도의 신출수법, 공기 중에 숨인 본명(本命)과 마음인 본심(本心)이 신령끼(神靈氣)와 한데 섞여 있어 호흡으로 몽땅 들이마셔 지나, 신령의식을 다시 골라내어 버리는 수작. 너무도 쉬운 신출귀몰 수법으로 평범 속의 비범인 절묘한 술수.

다만 우리 인간이 이를 간파하지 못하고 무의식으로 돌려버린 탓도 있다 하겠다.
　이 사실은 인체구조를 확인해 보면 간단히 증명되는 사실로, 의도적으로 호흡의 길이와 강도를 자유자재로 조절하는 허파기관의 작위적인 기능성을 보면 알 수 있다.
　장차 의식호흡을 이용하는 뇌리[뼛속]호흡은 골수가 기로 채워지면 기가 찬 인체로 발전된다. 이것은 다름 아닌 인체 품격의 향상을 의미하는 것으로, 이는 곧 인체가 지니는 기질의 차원적 양질화인 생명진화를 의미한다.

3) 호흡 기능의 생명적 가치
　지구상의 생명체 중 허파로 폐첨호흡(肺尖呼吸)을 하는 동물 중에 우리 인간은 가장 뛰어난 생명여건을 지닌 고등생물 존재이다.
　폐첨(肺尖: 허파의 깊은 곳)호흡과 피부호흡에 이어 골수[뇌리]호흡이라는 무위도식인 무위호흡은, 상상을 초월하는 생명활성 효율을 극대화 시킬 수 있는 기가 막힌 참 수작을 걸려는 것으로, 호흡이라는 기능이 생명체에 미치는 가치를 실감나게 보여준다.
　물속의 수중 생명류들은 아가미나 단세포적 호흡기관으로 적은 양의 영양 원소를 먹고 살며, 지상의 기타 생명류들도 별다르지 않아 폐호흡이나 피부호흡으로 살아가며, 기타 단순호흡 수단으로 살아가는 생명군도 부지기수이다.

　흙이나 돌과 같은 무기물과 금은보석과 같은 광물질도 우주호흡을 하고 살아가며, 우주에 존재하는 만상만물은 죽어 보이는 것[미동물체]이나 산 것[활동물체]이나, 물질[기체]이건 물체[고체, 액체]건 모두가 우주와 똑같은 우주호흡과 한 호흡을 하며 살아가는 호흡생명 군상들이다.
　그 중의 가장 상위존재인 인간은 장차 우주호흡이라는 의식호흡 이상의 무위호흡인 무위도식(無爲徒食)을 실행하려는 각오에 차 있으며, 이는 어디까지나 실현 가능한 제법(諸法)으로 머지않아 우주호흡 자체를 없던 일로 해버려, 의식호흡을 무위로 돌려 무위호흡을 하는 무위도식 인간의 출현을 보게 될 것이다.

4) 호흡 할 때의 유의사항

앞에서 살펴보았듯이 호흡의 혈액정화 작용은 절대적인 기능으로 호흡과 혈액정화 작용의 관계는 한 번 더 깊이 생각해 두어야 할 점이다.

흔히 단전호흡이나 기타 호흡수련 운동 때에 하는 방법으로 탁기를 내보낸다고 날숨[호기(呼氣)]을 길게 내쉰다든가[토납식(吐納式)], 축기기능을 강화한다고 지식[무호흡] 수련으로 숨을 참는다든가 하여 한시라도 숨인 생명을 넣어주지 않으면, 정혈작용이 일어나지 않아 탁혈(濁血)이 그대로 체내에서 돌게 되고, 모세혈관이 가장 많은 두뇌혈관에 경직현상이 일어나서, 뇌경색에 의한 색전현상으로 혈관이 막혀 중풍이나 뇌졸중과 같은 중대문제가 발생할 수 있다.

또한 지식(止息)으로 폐부[허파]에 무리를 주어 지장이 초래되면 폐포[허파꽈리]가 손상되는 현상이 발생할 수 있음을 명심해야 한다.

그러나 최소한 심폐기능에 대한 해부학적 기초상식을 숙지하거나 호흡의 원리를 개략적으로 숙지하여 이해하면, 호흡과정 중에 일어날 수 있는 어떠한 부작용도 발생되지 않으며 그 외의 어떤 문제점도 쉽사리 해결해 나갈 수 있다.

5) 기합(氣合)의 원리

기를 합친다는 의미는 허공중에 산재해 있는 공기 속에 숨의 생명원소를 뭉쳐 합기(合氣)하여 중력을 기른다는 뜻의 생활과학 용어로, 공기를 응축하는 기합작용을 뜻한다.

　공기인 숨을 흡입하여 인체에 적용하고자 하는 의도는, 생명인 숨에다 힘을 실어서 숨길을 강화하여 체내의 깊은 곳까지 숨이 들어갈 수 있게 심호흡이 가능하도록 하려는 수작(修作: 닦는 작업)이다.

　사람은 대체로 평소에 쉬는 들숨의 길이가 너무 짧아 공기 중의 영양분을 충분히 먹지 못해, 양식인 식량의 절대량이 부족하여 골다공증을 유발하는 등의 골 빈 상태의 골격을 별다른 수 없이 유지하고 있는 형편이다.
　이의 해결책으로 일반 수련인들이 각종의 호흡수단[단전호흡, 명문호흡, 피부호흡, 뇌호흡 등]을 동원하여 심호흡을 하려고 애쓰고 있다.

　그러나, 생명활성에는 순발력이 떨어지고 기발한 발기력(發氣力)이 부족해, 인간 본연의 능력인 의식확장 기능과 골수에 기를 채우지 못해, 아직은 골 빈 현상의 허기진 꼴이어서, 소기의 목적인 기가 차게 할 수 있는 골부림[뇌 운동]을 하거나 활기찬 생동력인 원기를 충전하기에는 미흡한 것이 현실이다.
　기지개 켜기의 원리는 폐부의 일정공간을 응축기능화 하여 호흡공간의 여력을 좁히면 공기가 함축되어 축기력이 생기듯, 인체에서 기합을 하기 위해 공기를 숨으로 변환하려면, 팔다리를 밀고 틀어 당겨 숨에 힘을 줄 수 있게 몸을 부려 용[기]을 쓰는 것이다.
　이렇게 하여 체내의 폐부[허파]에서 운기조식[숨 골라먹기] 작용이 일어나도록 하여 온몸에 힘[기력]이 돌게 하고 숨에도 힘이 실어지도록 하여, 끝내는 숨은 힘인 원력[저력]이 생기게 하는 수법이 기지개의 원리이다. 이것은 기합(氣合)을 하는 최상책이다

3. 호흡의 종류와 기능

1) 심폐기관의 호흡기능

인체 중에서 생명활동을 하는 가장 기초적인 기관은 심장(心臟)과 폐장(肺臟; 허파)이다. 폐장은 외기(外氣; 바깥 공기)를 불러들여 심장이 운반하는 혈액에 스며들게 해서 기혈을 온몸에 순환시키는 기능을 도와주는 호흡기관이다.

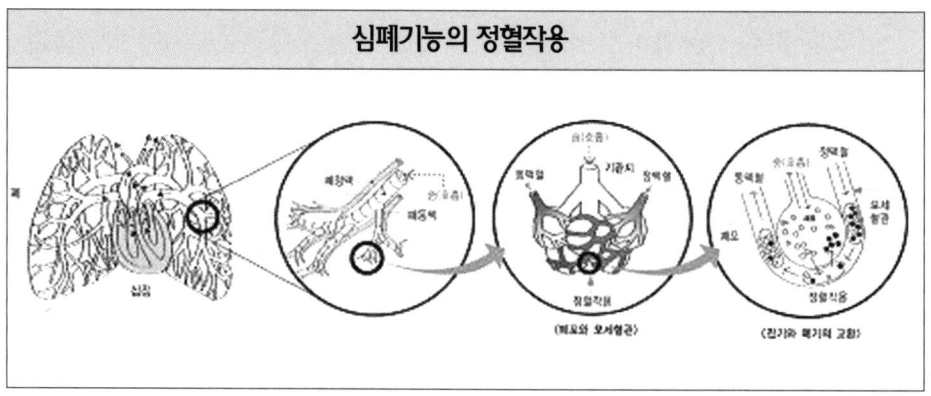

그림에서 보듯이 심장에서 이어지는 모세혈관[실핏줄]이 폐포(肺胞; 허파꽈리)에 형성되어 있어, 몸속에서 다 쓰고 난 혈액인 탁혈(濁血)이 모세혈관을 통과할 때, 호흡에 의한 숨[공기]의 기화운동으로 순간정화 현상이 일어나 정혈이 된다.

흡기(吸氣; 들여마신 공기)의 질적 정도에 따라 정혈작용의 상태도 달라지고, 기혈의 순환 정도에도 차이가 생긴다.

2) 심폐기관의 정혈(淨血) 작용

심장과 폐장은 인체에서 가장 먼저 생명활동이 시작되는 호흡기관이다. 폐에서 흡입한 생명원[공기]은 심장에서 보내어진 흐린 피에 새 생명 소재인 숨을 넣어 주어 피를 맑게 하고 힘[기]을 가해 주는 활력소가 된다.

> **<참고> 허파[폐]는 인체의 주인**
>
> 신체에 내장되어 있는 오장육부 중에, '폐장'은 인체기능의 전반을 관리감독 하는 통제기관이고, 전체우주의 주력인 외기(外氣)를 객관적인 인체의 내기(內氣)에 지배적으로 운용한다. 또한 내외간의 운기를 도모하여 신체의 개체의식을 확장하여 주인의식을 지니도록 주선하는 연결고리 역할로, 주(主)인 우주를 대신하여 인체를 관장하는 지배주이다.
>
> 그뿐 아니라 폐첨호흡에 의한 제 기능이 발휘되면 폐의 지배부위인 피부기능을 독려하여 피부호흡인 전신호흡을 하도록 주선하며, 장차 골수호흡이라는 뇌리(腦裏)호흡을 하도록 유도하여 인체전반의 균형을 잡아주어 사해(四海)를 열고 팔등신체(八等身體)의 균등성을 이루어, 팔방미인체의 체격으로 등격시키는 주도적인 역할을 한다.

숨을 참아 멈추거나 날숨을 길게 내쉬는 상태에서는 폐를 통과하는 모세혈관에 숨[생명]이 들어가지 않아, 혈액의 정화작용이 일어나지 않은 채 탁혈이 그대로 체내에 돌게 되므로, 장기적인 수행으로 탁혈이 누적되면 기혈순환 장애로 말미암아, 혈관 내에서 혈액경화[피가 굳어짐] 현상이 일어나 각종 질환이 유발될 수 있음을 주의해야 한다.

3) 피부의 호흡기능

우리말로 살갗이라 불리는 피부에는 일반적으로 모공(毛孔)이라고 하는 숨구멍[命門]이 있다.

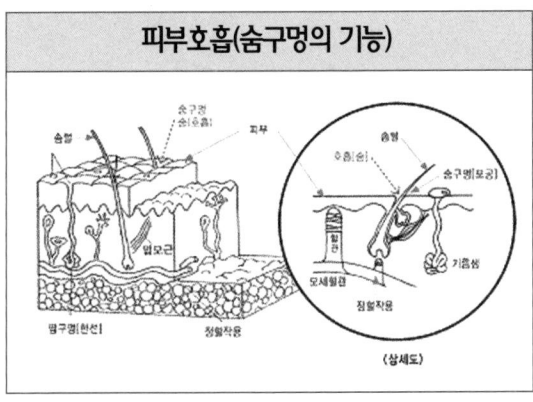

숨구멍[命門]이란 숨[命]을 쉬는 구멍[門]이란 뜻으로, 그곳에 솜털이 난 이유는 숨구멍이 막히는 현상을 방지하기 위함이며, 엄밀히 따져 모공이라기 보다는 명문(命門:숨구멍)이란 명칭이 옳은 표현

이다.

피부는 폐장(肺臟:허파)에 지배되는 절대적 연관 부위로서, '폐부(肺膚)'라고도 하는 두 기관은, 체내에서 위치한 곳은 다르나 그 기능은 같은 맥락에서 호흡운동을 하는 기관이다.

체내에 내장된 허파는 코로 흡입되는 숨에 의한 정혈작용을 하나, 체외에 장치된 피부는 모공(毛孔)으로 유입되는 생명[숨]으로 정혈작용을 하여, 인체의 1차 생명활동으로 피부호흡인 명문호흡(命門呼吸) 운동을 한다.

그림에서 보여주듯이 피부에 난 오므린 구멍이 벌어지면서 외기인 숨이 유입되어, 몸에서 쓰고 난 탁혈이 순간기화[정혈] 되면서 힘과 열이 발생되어, 나름의 기혈을 흐르게 하는 역할을 한다.

피부호흡이라 일컫는 정혈운동은 심폐기관의 호흡운동과 같은 기혈순환 작용으로 인체의 묫숨을 유지 보존하기 위한 생명 활성 운동이다.

4) 골수[뇌리]호흡 기능

인체에서 가장 깊은 곳은 뼛속이며, 뼛속 깊숙이 숨이 들어찬 현상은 '끈기'라고 하는 근기(根氣)로써, 사람 됨됨이의 자질을

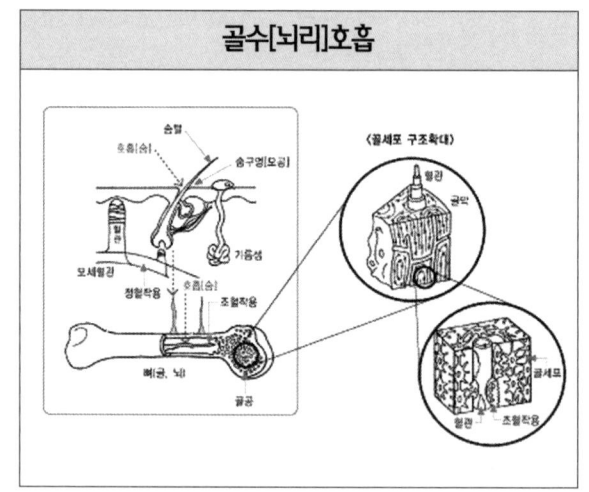

가려내는 자격의 기준이기도 한 원기왕성 여부의 가늠자이다.

뇌리호흡은 실속(實速; 사람의 깊은 속)을 헤아리는 기능을 속셈이라 하며, 이것은 염력(念力)을 구사하는 능력의 소지를 말하기도 하는 속심[속마음: 내심(內心)]의 '숨은 힘'인 원력(元力) 또는 근력(根力)이라고 하는 저력(底力)을 말한다.

폐첨호흡에 이어 피부호흡 기능이 향상되어 기(氣)가 차면, 기를 갈아 마시는 운기조식 능력이 배가되면서, 숨[命]을 골라먹을 수 있는 조식(調息)기능이 배양되어 숨이 차오르면, 자기의 수명(壽命)을 움직여 운용할 수 있는 여력이 생겨, 운명(運命)이라는 운명개척에 의한 팔자 고치기 수작을 걸 수 있는 기상천외의 원동력이 생겨난다.

폐호흡과 피부호흡은 물론 뼈[골, 뇌]도 호흡을 하는 것은 당연한 생물학적 이치인데도, 뼛속 깊은 곳까지 기를 채우는 방법을 몰랐을 뿐 더러, 기를 숨으로 바꾸는 제법을 몰라, 호식(呼息; 내쉬는 숨)이나 지식(止息; 그치는 숨) 등의 별난 호흡방법을 궁리해 왔으나, 이렇다 할 묘법을 찾아내지 못하던 터에 기지개 호흡 수법으로 해결 할 수 있어 천만다행한 일이다.

3 우주와 인간

1. 우주와 나는 한 몸 [우아일체(宇我一休)]

내 몸도 극소 분해되어 기체 상태가 되면 결국 원소물질로 환원되어 우주공간에 잠재되는 사실로 미루어 볼 때, 나와 우주는 한 몸이라는 사실이 여실히 드러난다.

다시 말해서 몸이 분해되어 흩어지면 우주공간이 되고, 다시 우주공간을 뭉쳐 모으면 몸이 되는 경우를 말한다.

그렇게 나[八子]는 어미[四主]우주의 몸을 통해 우주에서 나와 우주에서 살다가 우주로 돌아가는 우주 자체이자 우주 실체인 우주새끼[四主八子: 四字새끼]로서 우주인임이 확실한 사실이다.

우주와 인체는 한 몸이자 한 마음이며 한 사람의 생명체이고, 하나의 우주의식을 지닌 동지적 입장에 있는 한 지붕 안의 동거인이다.

우아일체감은 말로 이해되는 것이 아니며, 기지개 호흡과 함께 누진지기를 해주어 몸에 기가 차고 누진기능에 의해 누진통이 이루어지면, 내 몸이 없다는 의식이 들면서 이심전심(以心傳心)의 제 기능이 발현되어 눈이 훤해

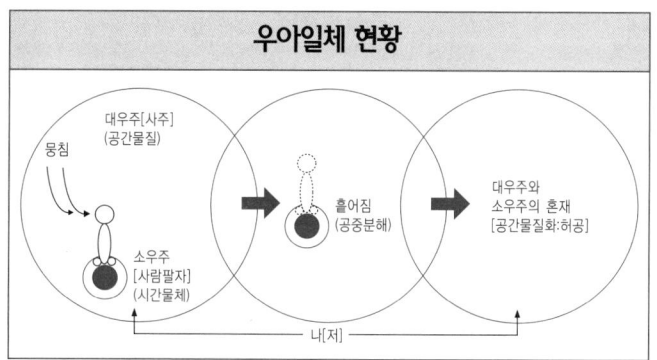

져서, 만상의 허물(虛物; 겉물)이 눈에 띄게 보이고 만물의 실물(實物)이 맘에 들게 속 보인다. 일체가 우주일가의 알몸인 족속이어서 속속들이 들여다보이는 것이다.

2. 세상물정(世上物情)

1) 우주생명의 실상

우주공간은 투명한 허공의 상태이나 그 실상은 겉과 속의 안팎[內外]으로 형성되어 있으며, 속[내(內)]은 숨어있는 실속의 밑바탕인 저간(底間)이라 이르고, 겉[외(外)]은 나타나 있는 표상의 겉 거죽인 상간(牀間)이라 부르며 서로간의 사이를 세간(世間)27)이라 한다.

저간의 무간(無間)엔 본명(本命)이라는 근원생명인 '숨'과, 본심(本心)28) 이라는 본래의식인 '숨+마음'이 숨어 있고, 상간의 공간(空間)엔 본심이 변신한 신(神)29)과 영(靈)30)이 생색을 내고, 본명에서 나타나온 끼[氣]31) 라는 작용물질이 기질을 발휘한다.

근원생명인 숨[命]에서 나타나온 끼[氣]는 생명물자의 물성(物性)이 지닌

---

27) 세간(世間, 格間 : 隔世之間) : 세상의 속[바탕;底間]과 겉[표방;上間]의 격간.
28) 본심(本心) : 근원생명에 깃든 본래의식. 본명과 함께 밑바탕에 숨죽여 숨어있는 암흑 에너지, 무색의 본색을 지닌 생명의식 존재.
29) 신(神) : 본심에서 변신한 객심[갯마음], 색상을 지닌 변심의 색신(色神).
30) 영(靈) : 색신이 때깔을 벗어 변모한 죽은 마음, 흩어져 본래로 돌아가기[사라지기] 직전의 의식체(意識體), 영혼의식체[죽은 마음[영]에 죽은 기운[혼]이 서린 미련체].
31) 끼[氣] : 본명인 근원생명의 숨은 힘에서 표출되어 행세하는 겉심[겉힘: 뚝심].

힘으로 작용하여 물체의 용도에 쓰이게 하고, 본래마음(本心)32)에서 변모된 객심(客心)인 신(神)과 영(靈)은, 생명물자가 활동하는 요령을 터득하여 생활양식을 기른다. 이와같이 물정(物情; 사물의 사정)을 파악하고, 우주생명이 지닌 형이상학적 생명원리를 적용하여, 우주의 절대공간 속에 안주하며, 상대시간으로 살아가는 형이하학적 인간생명의 안녕질서와 복리복지를 보다 고급스럽게 향상시키는 데에 목적을 둔다.

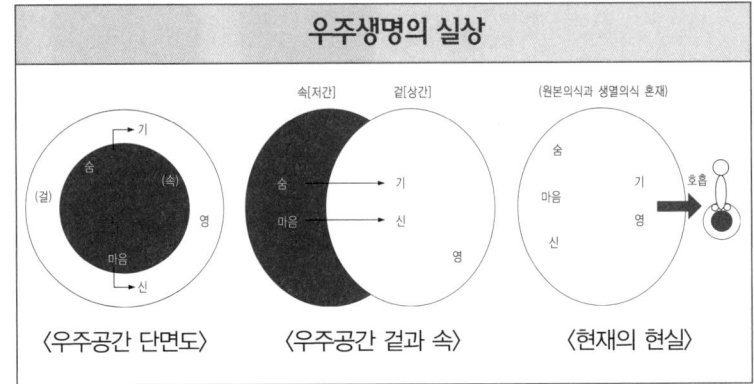

2) 초가삼간(初家三間)33)

이 세상에 처음으로 우주일가(宇宙一家)34)를 지어 이룰 때, 음(陰)·양(陽)·중(中) 기운을 띤 천지인(天地人) 삼간(三間)의 공간(空間)과 시간(時間)과 인간(人間)이 합일(合一)되어 생명이 시작되는 초유의 사건이 초래되는데, 삼합일천의 제1천(第一天)인 상천(上天)이 원천창생(元天蒼生)이다.

제1천의 원천(元天)인 무간지옥(無間地獄)은 절대자리로서, 일체 끊어져 없는 허(虛)한 칠흑의 텅 빈 허망처(虛妄處)에, 하나의 소망인 생명이 태동되는 처소[자리]의 원인제공을 하는 상판이다.

제1 원천의 세상판에 잠재한 생명은 드디어 살고자 하는 마음[의식]이 생

---

32) 마음(心) : 생명에 깃들여진 의식, 살고자 하는 생명의 무색본심[본질].
33) 초가삼간(草家三間) 또는 초가삼간(初家三間) : 일체가 없던 시절 우주일가인 공간, 시간, 인간의 삼간이 지어지는 현상을 그린 애시당초(哀始當初) 형편.
34) 우주일가(宇宙一家) : 초가삼간이 일치되어 한 지붕 세 가족으로 지어진 우주생명.

긴다. 여기에 시간이라는 상대 매김인 있음의 발로로써, 암흑[흙빛] 생명으로 이루어진 끊어진 정지처에, 시간성으로 흐르는 숨결이 허공처에 들어차, 시간적 차이가 생겨난다. 이렇게 생겨난 것이 제2천이다. 제2천은 하천(下天)으로 이루어져 성공되므로 성천(成天)이라 한다.

제2천의 생활터전이 조성됨에 따라 생명이 체질전환 되는 능력이 생겨 형체로 나타나고 무형으로 소멸되는 윤회현상의 지속으로 생멸(生滅) 활동이 전개되는 일대 장관의 생사판이 벌어진다.

우주는 집이고 서로간[삼간(三間)]의 합심으로 생명을 탄생하여 진화해 가며, 절대공간의 생명터전(자리)에 상대시간이 매겨져 무한인간이 살아가는 3간초가(三間初家)이다.

또한 우주는 시공 속의 절대 환경에서 부여받은 조건대로 알맞게 살아가는 공동운명체의 일가가 살아가는 '우주인생'의 삶터이다.

3. 우주의 생명 원리

1) 우주생명의 생활현상

인류가 쓰는 말과 글은 지역 환경에 따라 다르지만 동서양을 막론하고 어원이 지니는 의미는 한결같이 의사소통을 위한 마음 나눔의 매개로써 자기의욕 만큼의 필요성이 요구되는 호소력이 내포되어 있다.

말끝마다 억양에 차이가 나고 어휘의 구사 강도가 달라지는 까닭은 각자의 생명체가 지닌 생명의식의 개성에 의한 발현에서 기인한다.

소리 내어 자기 의사를 전달하려는 의지는 생명활성을 구가하려는 방식의 하나로써, 각개의 생명체에서 발성된 마음소리[음성]의 파장이 온 우주공간에 울려 퍼지면서 또 하나의 생동파장으로 작용하여 상대적 생명체의 숨결이 된다.

이러한 '기'의 '물자'와 '파장'은 생명자체인 입자의 공기[힘]에서 울려나오는 진동파장이다.

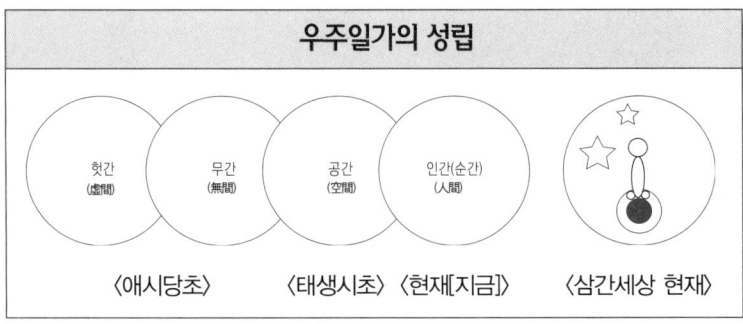

구체적으로는 생명원소 또는 영양원소라 하며, 파생의 기동능력을 가진 물성의 근원소재 상태로 공기 중에 혼재되어, 모든 생명체 사이에서 서로가 서로를 영양원으로 섭생하는 상대적 생명원인 식사재료가 된다.

2) 우주생명의 섭생원리

'우주'라는 생명물자 자체가 영양물질인 영양 원소이므로, 전체의 공간물질[기체]과 개체의 시간물체[액체, 고체]는 서로 피차일반으로, 내가 너를 먹고 네가 나를 먹는 우리는 모두가 각자의 생명을, 너나없이 서로 먹고 먹히는, 상생(相生)[35] · 상극(相剋)[36] · 상화(相和)[37]의 조화(造化)[38]의 자연섭생 방식으로 먹고 살기 위해 식사(食事)[39]를 하는 상호섭생 인간사회인 것이다.

이렇게 공기 중에 포함된 생명 입자와 파장은 온갖 생명체 사이의 영양성분을 간직한 생명원이 되며, 이는 다시 호흡으로 숨 쉬어져 먹고 먹히어 나

---

35) 상생(相生) : 상대적 도움을 주고받는 공생관계에서 서로를 먹여 살리는 경우.
36) 상극(相剋) : 상대를 떠받쳐 밀고 억제하여 당기는 최적의 적당치를 찾아 알맞게 함. 상대를 억눌러 해침이 절대로 아님. 극(克)은 생(生)의 반대개념인 사(死)의 의미가 아님을 주목해야 함.
37) 상화(相和) : 서로를 받쳐주고[상극] 서로를 살리는[상생] 상대적 조화의 전체적인 합리성.
38) 조화(造化) : 이 세상은 뭐니 뭐니 해도 전체적 절대존재와 개체적 상대존재가 어우러져 서로를 필요로 하며 서로가 도와 사는 더불어 어우르는 조화의 세상임.
39) 식사(食事) : 온갖 생명체들은 결국 영양이 풍부하고 생명력이 강한 식량을 먹어야 환경변화에 대응할 수 있고, 진화된 자기 체질을 유지보존 할 수 있으므로 먹는 일[식사]이 곧 사는 길[생활]인 것임.

를 죽여 너를 살리고 우리를 살리는 공생공존 세상이고, 서로를 주검[먹잇감]으로 살려내어[死卽生] 가며 호흡하는 모습이 우주생명이 살아가는 꼴이며 생명의 실상이다.

3) 우주 기운과 일체유심(一切唯心)

우주공간의 저간에 깔려 있는 일체의 생명원소인 진공[40]과 진기[41]는 숨[命]인 근원생명이자 마음[心]이라는 이름의 물질소자이다.

숨과 마음인 생명의식 물질은 피(血)의 근원요소가 된다. 숨은 곧 마음이라 하여 명심(命心)이라 이르고, 이 마음은 곧 피라 하여 심혈(心血)이라 부르기도 한다.

그 이유는 숨과 마음의 물질원소나 피의 물질원소가 똑같은 물성의 동질원소이기 때문이다. 다시 말하면 우주공간은 온통 숨과 마음으로 가득 차 있고 마음이라는 피의 혈소(血素)로 얼룩진 피의 바다이자 마음바다인 생명의 바다인 것이다.

그러므로 마음을 먹는 것은 사실상 피를 먹는 행위가 되는 것이고, 심혈(心血)을 먹는 것은 영양원소를 먹는 셈이며, 영양을 먹는 것은 생명원소를 먹는 것이고, 생명을 먹는 것은 공기라는 물질원소를 먹는 꼴이다.

결국은 식량소재를 두고 여러 이름으로 지어 부르지만 결과적으로는 '먹는' 행위를 위한 먹을거리의 돌려 붙여진 이름들이다.

우주 공간에 흩어져 깔려있는 마음인 물질원소나 우주상에 형체로 나타나 있는 몸의 물체소자는 동질의 생명원소로 마음 아닌 것이 하나도 없다.

---

40) 진공(眞空) : 우주의 먼 공간은 절대온도인 극저온의 환경으로 물끼·불끼·흙끼[天氣·地氣·人氣]가 섞인 진공과 진기가 얼어붙은 얼음 알갱이로 이합되어 있으므로 사실상 기(氣)는 얼음 알갱이 속에 고스란히 스며있고 허공엔 공(空)만이 남아 있으므로 이 허공을 진공(眞空)이라 함.

41) 진기(眞氣) : 우주 공간의 극저온 환경에서 얼음 알갱이 속에 스며있는 물끼[천기(天氣)]·불끼[지기(地氣)]·흙끼[인기(人氣)]를 말함.

몸도 마음으로 뭉쳐진 물체이고, 별, 달, 지구, 태양, 우주 전체가 온통 마음으로 뭉쳐져 이루어진 마음[숨] 덩어리 세상이다.

다만 마음[心]이 물질로 존재할 때에는 보이지 않는 무색의 우주 본색이지만, 별[해·달·지구·사람 등]의 몸을 가진 형체 있는 물체로 뭉쳐질 때에는 색깔이 있는 마음[神]으로 변색되어 신색 [마음의 색깔]이 뚜렷한 색신(色神)[42]의 '보이는 마음'으로 변신하여 몸에 스며들면서 가지각색의 색깔과 형태로 변장 변신한다.

무색[물색]의 본심인 우주 본래마음의 보이지 않는 마음[無心]과 본래 마음이 몸에 깃들 때 변신하는 신색의 정신[色神]인 보이는 마음[精神]을 구분할 줄 알아야 기지개를 켜고 명상에 들 때 크게 다른 실질양상을 경험하게 될 것이다.

4. 우주 의식

1) 우주의식의 정의

우주는 자기의 몸인 허상공간에 자신의 마음인 실상시간을 담아 놓고, 때로는 움직여 활동하면서 한편으론 생각하고 궁리하며 살아가는 주체의식을 가진 이 세상 최고급의 고등생물이다.

우주는 그런 과정 속에서 자기생명 진화를 위한 끊임없는 변장과 변신을 꾀하며 변태해 간다.

우주에서 고스란히 나타나온 우리 인간도 별다르지 않은 고등의식 존재여서 인간이 지닌 의식이나 우주가 지닌 의식이 하나도 틀릴 것 없는 동등의식을 지니고 있다.

---

42) 색신(色神) : 색깔이 있는 모든 것은 신[마음]이며 보는 족족 그대로 접신[기억]됨.

우주인 하늘이나 인류인 인간이나 하나같은 의식생물인데도, 우주의식과 인간의식을 별도로 수직적 차등 구분하여, 신의 의식은 월등하나 인간생명은 하등의식 존재로 간주하여, 하늘 아래 생명들은 신에 의해 지배받는다는 종속적 지배관념에 사로잡혀 바보같이 서성대며 머뭇거리고 있다.

우주는 오로지 마음이라는 생명물질 뿐이고 마음은 곧 생각하는 의식을 가지는 것이 당연하고, 공간우주는 특히 전체의식을 지니는 성향이므로 오만가지 것을 다 아는 신통력이 상존한다.

우주상의 의식은 오직 하나로, 우주에서 나온 피조물도 우주의식과 똑같은 의식을 지님은 당연한 일이므로, 하늘[전체우주]과 인간[개체우주]의 위상을 개별화[차별화]하지 말아야 한다.

2) 참 의식을 가진 우주의 기(氣)

생명이 살아간다는 것은 살아갈 수 있는 요령이 터득되어야 한다. 살아가는 요령이란 '살 줄 안다'는 생존의식인 자존심(自存心)을 말하며, '안다'는 의미는 의식을 말함이다.

살아갈 줄 안다는 뜻은 한마디로 '생명의식'이라 할 수 있으며, 우주는 살아가는 요령을 아는 생명의식을 가진 거대호흡 생명체로서의 생각하는 우주인 것이다.

우주 자신은 온통 어떻게 살아가야 하는가를 궁리하는 의식생명 군상이다. 그러므로 우주가 생각하는 경우는 삶에의 보람과 오늘보다 나은 향상일로의 생명진화에 역점을 둔다.

따라서 우아일체(宇我一體)로 우주와 한 몸의 인간인 인류생명체도 우주와 별다르지 않은 생활여건 의식이어서 숨을 쉬어 호흡하며 살아가려는 생각을 가진 자연생명 의식체이다.

인류 생명체는 우주의 호흡에 맞춰 숨을 먹고 마시며 살아가지 않으면 안되는 필연관계인 절대생명의 숙명적 상대존재이어서, 이를 벗어나기 위하여 안간힘을 써서 운명(運命)이라는 명 재촉으로 숙명을 바꾸고자하는 운명 개척 수단으로, 팔자 고치기 수작걸기를 훈련하여 기지개라는 무위법으로 일전을 벌이려는 것이다.

우리가 생각하는 우주와 그것을 생각하는 인간은 본질의식 사고의 범주에 속한 전체의식 생명체이므로, '기지개'가 주력하려는 궁극의 목적 또한 이에 발맞추는 우리 인간이 지니는 개체의식에서 벗어나기 위하여 반드시 거쳐야 하는 '전체의식화' 작업이다.

3) 호흡하는 우주의식의 실상

생명의 실상에서 살펴보았듯이 우주의 전체 공간은 하나의 거대한 무한 생명군(生命群)으로 공기 속에 내재된 생명입자의 파동은 하나의 숨결로 한숨[우주호흡]을 쉬어가며 살아가는 '호흡군단'임을 알 수 있다.

더 구체적 면모를 살펴보자면, 물질 공간인 허공간은 생명물질 원소의 공기로 이루어진 생명입자가 일으키는 파동으로 움직이며 살아가고, 그 공간에 나타나서 사는 물체생명인 별똥[몸: 형체]들은 물질공간에 혼재된 생명원소의 공기인 영양원소를 서로가 먹고 먹히는 먹이의 상대존재 생명원으로 존재한다.

각자 개체생명의 호흡운동과 우주 전체생명의 호흡운동이 일치하여 한숨인 우주호흡을 하며 살아가는 거대 호흡생명체의 생리현상을 파악해 보면 여실히 알 수 있다.

호흡이란 다름 아닌 서로간의 목숨(生命)을 나누어 먹고 먹히는 숨 먹기이고, 숨은 곧 생명원소의 생명유지 활동을 하기 위한 생명체 간의 상대적 활성요소가 되는 영양 만점의 양식[숨]이 되며, 나아가 식량[밥]이 된다.

제3장

일반원리 이론편

- 수작걸기
- 숨(命)
- 기(氣)
- 호흡(呼吸)

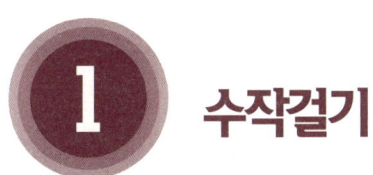

1. 기지개의 원리

1) 기지개의 유래

우리 민족이라면 '기지개'를 모르는 이가 없고, 사실상 기지개를 하지 않는 이가 없을 것이다.

다만 기지개가 얼마만큼의 효율적인 가치가 있는지를 몰랐다. 더욱 운기조식[숨 골라먹기]을 할 수 있는 기술적인 차원이 숨어 있는 줄을 모르고, 기지개는 그저 경직된 몸을 이완시키는 정도의 가벼운 몸 풀기로만 알고 지나쳤던 것이다.

그러던 것을 어느 이름 없는 촌부의 40여 년에 걸친 각고의 노력 끝에 우리 일상생활에 녹아든 '기(氣) 살리기 운동법'으로 체계화 하여, 널리 인류 건강에 보탬이 되도록 세상에 내놓게 된 것이다.

기지개는 건강 증진의 최적 운동법이 될 수 있어 국민운동화 할 수 있고, 기술적으로는 체질 완성의 기초 기반이 되는 비장의 무기가 숨어 있어, 체계적으로 훈련하면 기대 이상의 효과를 얻어 낼 수 있는 인성계발의 지침이 될 수 있다.

　기지개는 누구나 쉽게 할 수 있는 새로운 운동법으로, 우리 정서에 맞도록 구성하여 자세의 어려움이나 호흡에 까다로움 없이, 어떤 동작이나 자세에 구애받지 않고 사지(四肢)를 이용해 기를 쓸 수 있도록 구성되어 있다.

　또한 폐첨호흡[폐호흡]만으로도 축기(蓄氣)현상이 일어나고, 피부호흡에 이은 뇌리[골수]호흡이 자연발생적으로 일어나도록 짜인 것이 특징이다.

2) 기지개란?

　사람이 살아가려면 밥을 먹는 것 이상으로 숨을 잘 쉬어야 한다. 숨은 곧 '기[공기]'라고 하는, 허공에 가득한 절대 생명원소이며 필수 영양원이다. 이 숨을 어떻게 쉬느냐에 따라 건강의 정도가 달라지며, 일반적인 호흡방법만으로는 숨을 먹는 절대량이 부족하여 늘 허기진 상태로 살아가는 것이 현실이다.

　허기를 채우기 위해 영양식을 먹기도 하고 적당히 운동도 하지만 건강상의 이러저런 문제점을 해결하지 못하는 것이 현실이다.

　음식은 피를 보충하는 보혈(補血)작용을 하고, 운동은 어느 정도 힘을 비축하게 한다. 하지만 우리 몸 전반에 걸쳐 기운을 북돋우는 보기(補氣) 작용을 하기 위한 숨[命]이 부족하면 건강에 불균형을 가져오게 된다.

　기지개는 음식이나 운동으로 채워주지 못하는 기운을 채우기 위해 운기[運氣]수작을 통하여 숨을 골라먹어, 온몸에 숨이 차게 해 주어 기운을 차리게 함은 물론 몸 전체의 균형을 바로 잡아주는 생명활성 운동법이다.

　기지개를 켜면 피부의 숨구멍[모공] 기능을 활성화 하여 우리 몸이 생명[숨]을 더 많이 흡수하게 하고, 뇌리인 뼛속 깊이까지 기운이 채워지도록 하는 운기조식법[숨 골라먹기]으로, '기를 지게질한다' 는 의미의 기운 차리기 운동법이다.

기지개는 건강을 잃은 우리 몸에 생기를 불어넣어 주어 기운이 넘치게 하고, 힘찬 생활을 할 수 있도록 생명력을 북돋아 주어 인체기능을 향상시키는 양생기공법(養生氣功法)이다.

3) 기지개켜기 기초 동작

기지개를 켜는 제법수단은 평상호흡 시의 숨 먹기를 요령껏 훈련시키기 위한 것으로, 처음에는 어디에서든 손을 짚고 밀거나 당기고 틀어 몸을 쓰면서 숨을 마음껏 들이마시는 연습을 해 준다.

이때에 유의해야 할것은 들숨은 영양원을 먹는 데에만 치중하고, 날숨인 내쉬는 숨은 절대로 가치를 두거나 신경 쓰지 말고 가볍게 내뱉는다.

> 날숨인 내뱉는 숨은 '밭숨'이라고 하는데, 그 이유는 침을 뱉듯이 뱉어버리는 숨이기 때문이다.

- 앉아서 양 무릎 짚고 몸을 좌우로 틀면서 숨을 깊게 들이마셨다가 내뱉는다.
- 벽이나 기타 지물을 짚고 몸을 비틀며 숨을 깊게 들이마시었다 내뱉는다.
- 양 손을 깍지 낀 채 무릎 모아 잡고 당기면서 숨을 깊게 들이마시고 내뱉는다.
- 앉아서 양손을 뒤로 짚고 상체를 뒤로 젖히면서 숨을 한껏 들이마시고 내뱉는다.
- 한쪽 다리를 지물에 얹어 앞 숙이면서 숨을 마음껏 들이마시고 내뱉는다.
- 한쪽 다리를 뒤로 뻗어 버티면서 숨을 깊게 들이마시고 내뱉는다.
- 한쪽 다리를 옆으로 뻗으면서 숨을 깊게 들이마시고 내뱉는다.

이상의 간단한 몇 가지 동작과 동시에 숨을 들이마시는 요령을 숙달시키면, 여타의 동작과도 동시호흡이 자연스레 이루어지고 기[용]를 쓰고 몸을 쓰는 요령이 생기게 된다.

들숨이나 날숨은 반드시 코로 한다. 날숨도 절대로 입으로 내뱉지 말아야 한다.

> 호흡이 깊어지면 몸속의 탁기인 폐기가 날숨과 함께 쓸려나가기 때문이다.

기지개 호흡을 할 때는 폐첨호흡 이외의 다른 신체부위를 이용한 그 어떤 호흡법도 활용하지 말아야 한다. 인체의 1차 호흡기관은 허파[폐]뿐이다.

폐의 기능이 온전해지면 폐에 의해 지배되는 피부기능이 향상되어, 2차 호흡부위인 피부호흡이 활성화되면서 복식호흡 등 부위별 호흡들은 자연적으로 운용되도록 생리적으로 구조되어 있고, 점차적으로 석문혈이나 명문혈 등의 통혈자리와 약한 부위로 호흡이 들어오게 되어 있다.

4) 기지개켜기의 요령

몸의 긴장을 풀기 위한 수단으로 근육관절 이완운동을 할 때에 많은 사람들이 사지를 뻗거나 트는 억지 동작에서 숨을 내쉬는 호식(呼息)을 하는데, 이는 호흡의 근본원리를 제대로 파악하지 못해서 자행되는 착오에 해당된다.

팔다리를 이용하는 스트레칭과 같은 억지 동작을 일러 기[용]를 쓰는 동작이라고 하는데, 기를 쓰는 것은 힘을 기르는 행위이며, 힘을 기르기 위해서는 '기'인 숨을 먹어야 힘이 길러진다.

바꾸어 말하면 숨인 기를 비축하기 위한 몸 쓰기 동작이지 동작을 하기 위한 숨쉬기가 아니라는 뜻이다.

기지개의 모든 동작은 어디까지나 숨[기(氣)]을 마음껏 들이마셔서 축기를 하기 위해 몸을 부리는 보조수단이므로, 사지[팔다리] 동작자세의 모양새는 그다지 중요하지 않다. 오직 숨을 요령껏 마실 수 있도록 팔 다리를 받쳐

주고 밀어주는가가 관건이다.

　반드시 알아두어야 할 것은 숨의 길이가 중요한 게 아니라 폐호흡을 이용하여 피부호흡에 이은 골수호흡으로 발전해서 결국은 의식호흡에 이르기 위한 사전 유도수단인 수작걸기임을 명심해야 한다.

　그리고 들숨에 중점을 두어야 함을 반드시 유념해야 한다. 날숨은 얼마를 내쉬든 개의치 말아야 한다. 들숨에만 신경을 써서 마셔주면 날숨은 몸이 알아서 내쉬게 된다. [폐기의 상당량은 생리적으로 피부로 배출되게 구조되어 있다.]

　날숨은 어디까지나 뱉어내어 버리는 폐기(廢氣)이므로 '밭숨'이라고도 한다. <특히 들숨을 길게만 쉬려는 양적 효과보다는 의식호흡을 위한 질적 효과를 얻어내도록 노력해야 한다.>

∥ 숨을 들이마실 때 절대로 숨을 참거나 멈추어선 안 된다.

　그 이유는 숨이 멈춰지는 동안에도 심장에서 보내어지는 혈액[탁혈]은 계속 돌고 있어, 숨[생명]이 들어가지 않으면 정혈작용이 일어나지 않게 되어 탁혈이 몸에 돌게 되므로, 탁혈이 누적되었을 때 중대 문제가 발생할 수 있기 때문이다.

　특히 유의 할 일은 숨을 들이마셨다가 내 쉴 때 숨이 가쁜 숨을 쉬는 것은, 숨을 참는 것과 같은 경우이므로 '숨이 찰 지경'까지 억지로 무리하는 호흡은 위험하므로 절대로 피해야 한다.

∥ 사지의 동작을 무리하게 하지 않는 것이 좋다.

　필요 이상의 어려운 동작이나 기교를 부린다면 잘못하여 부상당할 우려만 생길 뿐 별 효율이 없다. 기지개켜기가 숙달되어 몸이 풀리면 사지동작의 유연성은 자연히 생기게 되므로, 서툰 상태에서 억지로 힘든 동작을 미리 할 필요가 없다.

운동을 하거나 운기를 하든 가장 중요한 것은 의식이다. 모든 것은 마음먹기에 달려있기 때문이다.

의식을 지구에서 벗어나 허공에 두고 우주에 있는 온 생명을 마음껏 마신다는 큰 생각을 하면서 호흡한다. 소심한 내성적 관념을 떨쳐 버리고 대의적 개념의 큰마음[한심(閑心)]을 먹으려는 의도이다.

‖ 숨을 들이마실 땐 반드시 수를 세어 준다.

들숨의 길이를 알아야만 무리하여 지나치지 않게 자유조절을 할 수 있고, 또 기지개 켜기의 숙달정도를 가늠할 수 있어 의식수준을 고취시킬 수 있기 때문이다.

들이마시는 숨이 자기한계에 다다르면 억지로 멈추지 말고 바로 내뱉어 준다.

힘든 상태에서의 무리한 들숨 쉬기는 숨을 참는 것과 같은 지식(止息)현상이 일어나기 십상이며, 억지를 부리는 꼴이 되고, 혈압이나 당뇨 등의 지병이 있는 이에게는 중대한 탈이 날 수 있기 때문이다.

‖ 깊은 호흡은 기지개를 켤 때에만 해주고 평상시에는 자연호흡을 한다.

일상에서는 무의식적 자연호흡을 해야만 무리가 없다. 아무리 좋은 것이라 해도 과하면 탈이 나게 마련이다.

서서히 숨의 길이를 자기 역량에 맞게 조절하다 보면 폐에 힘이 생겨서 피부호흡을 관장하게 되고, 숨통이 열리면 우주와 한통속이 되어 평소에도 무위자연의 무위도식이라는 한숨쉬기 호흡을 하게 된다.

‖ 기지개 켜기에서 자세와 동작은 그리 중요하지 않다.

사지를 이용하는 동작은 숨에 힘을 실어주기 위한 수단이므로 동작자세의 모양새는 별로 중시하지 않는다.

특히 기지개 호흡 능력이 숙달될수록 요가나 스트레칭 운동에서와 같이 자세의 모양새에 치중하는 것과는 달리, 기지개에서의 사지이용은 호흡기능에 효율성을 높이려는 의도일 뿐, 근육이완으로 유연성을 기르려는 것은 결코 아니다.

　그 이유는 나중에 숨통이 트이고 몸통이 열리면 자연히 사지의 몸동작이 유연해지기 때문이며, 따라서 기지개의 동작범위도 가장 쉬운 동작만을 발췌하여 짜 놓은 것이고, 호흡능력의 정도에 따라 동작 수도 줄이되 최상의 효과와 운동시간의 최소화를 고려한 것이다.

> 기지개켜기의 수작 걸기를 하는 호흡수법은 바른 인간으로의 완성을 위한 최적의 방법이며 고급기술에 속하는 고효율적 수단이다.

기지개 켜기는 어디까지나 건강한 사람을 위주로 하는 명상호흡의 기초훈련이어서, 질병치유를 목적으로 하는 것이 아니므로 지병이 있는 이는 각자가 알아서 자기조절을 하여, 지병이 치유된 뒤에 점차 본격적인 호흡훈련을 하는 것이 현명한 처사이다.

5) 기지개켜기의 주의할 점

<주의 1>

　기지개 동작 중의 앞 숙이기 동작 때엔 반드시 머리를 들어준다. 혹여 혈압의 장애가 있거나 과식 상태일 경우 무리가 올 수도 있기 때문이다.

　특히 당뇨, 혈압이나 심장계통의 심혈관 질환이나 고지혈 등의 혈액에 문제가 있는 사람은 절대로 무리한 호흡을 해서는 안 된다. 혈압의 지병이 사라지게 되면 그때부터는 조심스레 호흡을 조절해나갈 수 있다. 이 외의 지병이 있는 사람도 자기능력 정도 안에서 적당히 조절하되 굳이 무리하여 지나친 호흡을 하지 않는 것이 탈을 부르지 않고 정상적으로 갈 수 있는 현명한 길이 된다.

> **<주의 2>**
>
> 호흡요령이 차츰 숙달되어도 들이쉬는 숨의 길이는 최대 60초를 넘지 않도록 해야 한다. 지구촌 생명체인 인체의 임계지수는 대체적으로 6[六] 수에 맞추어져 있어, 한 호흡의 길이는 60초, 한 회의 운동시간은 60분을 넘지 않게 하는 것이, 무리 없이 체질에 맞는 적당한 훈련이 된다.
> 60초라는 한계 수는 호흡 길이의 제한적 주의이지, 호흡기능을 60초까지 끌어올리라는 뜻이 아님을 분명히 알아두어야 한다.

명심할 것은 호흡의 길이는 어디까지나 스스로의 폐활량이나 체위에 맞게 본인 스스로가 조절해야 한다. 그 누구도 남의 체질이나 호흡능력을 가늠할 수 없기 때문이다.

특히 유념해야 할 것은 기지개 호흡은 무위도식이라는 무의식호흡의 요령을 피우기 위한 준비수단일 뿐 사실상 들숨의 길이에 역점을 두는 것이 절대 아니다.

숨통이 열리면 무위적인 자연호흡이 되므로, 굳이 기지개를 켜서 호흡을 하지 않아도 목숨[몫숨 : 모가치 숨]을 버리고 한숨[큰 숨]이 쉬어져서, 기지개켜기 동작으로 인위적인 호흡을 하던 것을 없던 일로 해버리는 고도의 술책임을 감안해야 한다.

6) 기지개를 통해 본 우주생명의 원리

기지개켜기를 수행하는 데 우주 생명론은 알아서 뭐할까하는 의구심이 들겠으나, 인체는 그리 호락호락한 것이 아니어서, 우주생명의 원리를 적용하지 않고는 인간생명의 원리를 파악할 수 없어 소기의 목적 달성이 어렵다.

기지개가 지닌 근본원리에 입각한 기술적 가치는 결코 간단치 않은 첨단 술수가 요구되는 고급 기술이어서, 쉬우면서도 고효율의 효과를 얻을 수 있는 첨예한 고등수법이므로, 지극정성을 들이지 않으면 안 됨을 유념해야 한다.

인체생명을 활성화 시키려면 정확한 원칙과 주의가 필요하며, 멋모르고 우격다짐으로 하다간 탈을 부를 수도 있으므로 조심스레 다루어야 할 책임이 자기 자신에게 있다 하겠다.

그러나 어렵게만 생각(生覺)43)할 사안이 아니어서, 알고 나면 쉽지만, 귀찮다고 처음부터 피해 가다가 중점을 파악하지 못한다면 미궁에 빠져서 허송세월만 보내는 꼴이 되어 일생을 쏟아 공부(功夫)44)해도 끝을 낼 수 없을 것이다.

공부가 끝이 없다면 그것은 진리가 아니다. 무슨 일이든 맺어지는 끝이 있어야 결실을 얻듯이, 공부도 끝이 있어야 결과적 실효를 맛볼 수 있으며, 그 열매로 인한 한 차원 높은 새로운 시작을 할 수 있을 것이다.

2. 기지개의 효과

1) 기지개의 가치

인간생명이 지닌 속성을 일일이 파악하고 우주생명의 근본원리를 알고 나서 인체구조의 생리적 성향을 숙지하고, 인체가 지닌 원인적인 문제점과 그 처방적인 해결점을 처음부터 끝까지 분명히 알고 실행해야 한다. 그렇게 하지 않은 채 호흡만을 위한 호흡을 서둘러 한다든지, 스트레칭을 하는 정도의 육체적 운동에 국한하고 만다면 진정한 인성계발에 도움이 되지 않는다.

---

43) 생각(生覺) : 원칙적으로 깨달을 각(覺)을 써서 생각(生覺)이라 하는 것으로 깨달음을 만들어 내는 고급 의식행위, 인류인간이 지닌 본래능력 행사.
44) 공부(功夫) : 공부의 진정한 의미는 어른인 지아비(夫)가 되도록 공(工)을 들이는[力]것. (학교에서 가르치고 배우는 암기위주의 격식이 아닌 깨달음의 수준)

기지개 호흡법이 지닌 매력은 어떤 질병이든 자연치유가 되도록 인체 내의 기운을 북돋아 주고, 호흡기능이 향상되어 기를 갈아서 숨을 돌려먹을 수 있는 여력이 생기면 '숨 명상'이라는 실질명상이 가능해져서, 기적현상45)의 차원을 넘어서 타고난 숙명을 움직이는 운명개척 현상이 일어나는 기가 막힌 일이 자기 몸에서 체험적으로 실감하는데 있다.

2) 기지개와 기적현상

기지개를 켜 가다 보면 그야말로 기적 현상이 일어나는데, 일반적 개념의 이상현상을 말하는 것이 아니다.

기(氣)는 힘의 또 다른 표현으로 기운을 의미하는 것이며, 기운이 없으면 허기져서 혈기가 저하되어 힘을 못 쓰나, 기운이 있으면 생기발랄하여 힘차게 살아갈 수 있게 된다.

기적 현상이란 힘찬 기운이 돌면서 생겨나는 운기현상으로, 쉽게 말하여 몸에 새로운 변화가 일어나는 기가 차서 생기는 운기현상이다.

따라서 기지개켜기를 해 나가면서 발생하는 일련의 기적 현상은 누구나 경험할 수 있는 자연발생 현상으로써, 그다지 신기하거나 이상할 것도 없는 별것 아닌 지나가는 일상일과의 과정이자 결과이다.

결과적으로 기적현상에 의해 몸이 열릴 즈음이면 기존의 이상 현상들이 사라지고 몸이 가벼워지면서 몸이 없다는 의식이 들게 되는 무아지경의 상태로 살아갈 수 있다.

무아지경의 실감은 목숨[몫숨]이 한숨으로 돌려지면서 사실상 우주를 먹는 호흡을 하는 셈이 되므로, 우주와 한 몸이 되는 우아일체감을 직감하게

---

45) 기적 현상 : 힘찬 기운이 돌면서 생겨나는 운기 현상으로, 쉽게 말하여 몸에 새로운 변화가 일어나는 기가 차서 생기는 운기 현상.

되므로 우주의식이 저절로 들게 된다.

3) 기지개켜기의 근원적인 이유
우리 몸은 성장 발육기를 지나면서부터는 점차 쇠퇴기에 접어들면서 골근이 위축되고 근력도 줄어들어, 지속적으로 새 생명을 불어넣지 않으면 힘이 빠지고 탄력이 떨어져 노화현상이 빨라지는 문제가 발생한다.
골과 근육인 골육에 힘과 열이 생기도록 부추기는 기지개 행위는 우리 몸의 생명을 활성화시키는 최상의 방법이다.

스트레칭을 해 주는 뻗기 동작에서 숨을 먹었을 때 생명력이 몸 안으로 끌어들여져서 경락 유동이 활발해지고 기혈순환이 원활하게 되어, 몸을 쓰면서 숨을 마셔 줄 때 스트레스에 의해 뒤틀린 배알[창자]이 바로잡히고, 꼬였던 심성이 풀어지는 등 그 효과가 만점이다.
이러한 기지개를 생활화 하면 사지의 동작이 능숙해지고 몸에 힘이 비축되어 늘 활기찬 생활을 누릴 수 있게 된다.

일생을 사는 동안 몸이 아프지 않고 별 탈 없이 사는 것과 자기완성을 이루어 새로운 삶을 사는 것이 인생살이의 가장 큰 보람이라 하겠다.
틈틈이 짬을 내어 꾸준히 기지개를 켜주면 육체건강은 물론 정신건강까지 좋아져서 일석이조의 효과를 얻을 수 있는 최상의 건강관리법이 된다.
의도적인 호흡에 의한 인위적인 기공운기로 기운이 축적되어 기골이 장대해지면, 우리 몸이 자연발생적으로 숨을 먹도록 하여 못숨을 버리고 한숨으로 돌려먹는 무위도식 능력을 배양하게 된다.

그 결과 인간의 조건46)에 따라 사람 된 도리인 정신 수련을 제법대로 수행할 수 있는 근기(根氣)를 마련하게 된다. 이것이 기지개를 켜야 하는 보다 근원적인 이유이다.

4) 기지개가 우리 몸에 미치는 참 영향

우리 몸에는 오장육부가 내장되어 있어서 각 장부의 소관에 따라 혈을 보충하고 기를 충전하므로, 체력을 바탕으로 정력(精力)을 길러내고 체질을 유지시켜, 보다 힘 있는 열감과 생동감이 생겨나게 해 준다.

배통에 있는 위장과 소장을 비롯한 소화기관은 음식물의 영양을 소화분해 흡수하여 보혈을 도와 심혈을 기울이도록 작용한다.

가슴통에 있는 심장과 폐장인 심폐기관은 공기를 흡입하여 기를 충전시켜서 기력(氣力)을 도모하여 기혈순환이 원활하도록 작용한다.

이때에 심폐기관을 통해 몸에 들어온 1차 생명원으로 호흡된 기[氣=공기]는 소화기관의 음식물 소화와 흡수기능을 도와주고 피돌기[혈액순환]가 잘 되도록 힘과 열을 가해 준다.

그러나 일반적인 사람들의 호흡능력으로는 흡기[숨]의 절대량이 부족해서 신진대사가 원활하지 못한 형편이며, 이로 인해 여러가지 질병질환을 유발시키거나 원기부족 현상을 일으켜 노화를 촉진시킴은 물론 수명연장(壽命鍊壯:수명을 건장케 함)에 큰 지장을 초래한다.

또한 소화기관에서 분해소화 되는 영양성분은 골수까지 운반되어 피를 만들어 내는 조혈작용으로 심혈기능이 활성되도록 충실해야 하는데, 영양원이 소화되지 않고 포화되면, 혈액소질(血液素質)이 불량해져서 고지혈 등의 만성체증 현상을 일으켜 각종질병의 주요원인이 되는 것이다.

---

46) 인간의 조건 : 인체는 구조적 모순을 가지고 태어날 수밖에 없으므로 몸과 마음을 갈고닦는 정신수련(精神修練)으로 환골탈태 하는 심신재생(心身再生)을 하여 갱생(更生)의 삶을 살도록 생리적으로 구조된 조건을 지님.

5) 생활 속의 기지개 수련

현대인의 바쁜 생활형편 속에서는 자기관리를 위해 틈을 내기가 어렵고 일반적인 건강관리법은 사회생활에 지장을 주어, 보다 하기 쉽고 간단하면서도 효율성 높은 건강관리법이 필요하다.

기지개켜기는 시간과 공간이 부족한 바쁜 생활 속에서도 얼마든지 가능하고 효율도 높아, 하루 일과 중이나 아침저녁 자투리 시간을 이용하여 틈틈이 할 수 있는 장점이 있다.

아침에 깨어나면 잠자리에 그대로 누운 자세부터 선 자세까지를 시간을 안배하여 가벼운 기지개를 켜 주면 하루를 거뜬하고 부드러운 여유 속에 지낼 수 있게 된다.

저녁엔 잠자리에 들기 전에 선 자세부터 누운 자세까지 한 자세 한 자세 강하게 켜 주고 매일 일과처럼 일상화 하다보면, 어느 날 자기도 모르게 변해가는 스스로를 발견하게 된다.

그리고 각별히 실행해 주어야 할 것은 기지개 수법 특유의 누진지기(漏盡至氣)47)수행을 반드시 해주어 몸속에 접수되어 누적된 신령 끼(神靈氣: 神靈意識)를 빼주어야 한다.

> **알아두기**
>
> 누진기법은 신출(神出)수단이 되므로 사실상 마음을 비우는 실질수법이 되는 것이며, 누진통(漏盡通)이 도통(道通)이라는 말은, 누진에 의하여 출신성분(出神性分) 정도를 가늠하는 것이다.

---

47) 누진지기(漏盡至氣) : 신끼(神氣)를 빼내는 신출(神出)수법으로 누진통의 정도제법인 지름길이다.

2 숨 [명(命)]

1. 숨 돌림[운명(運命)]

기지개 켜기에 의해 몸 전체에 기가 충만해지고 특히 뼛속 깊은 골속까지 기로 채워지면, 드디어 기를 내보내고 숨[命]이 들어오는 '기갈이'에 의한 '숨 돌림' 현상이 일어난다.

기갈이란 말은 기를 갈아버리고, 다시 말해서 기 호흡인 목숨을 버리고 숨(호흡)으로 돌려먹는 고급 기술호흡인, 숨으로 바꾸어 먹는 무위도식 행위의 한숨을 쉰다는 뜻이다.

우주공간은 두 겹의 격막으로 형성되어 있으며, 공간엔 공기인 기(氣)가 있으려면 그것이 있을 만한 바탕이 있어야 하는데, 그것이 곧 저간(底間)인 무간(無間)이고 공간의 밑바탕에 자리한 무간에 있는 숨을 골라먹는 것이 '숨 돌림'이다.

한자로 의역하면 운명(運命)이라 하는 것이며 우주근원 생명인 한숨[큰숨]이라 한다.

좀 더 따져들면, 우주(허공)의 곁엔 공간이 나타나 있고 공간의 밑에는 무간이 숨어 있고, 다시 또 무간인 숨이 있게 하는 자리는 일체가 없는 텅 빈 허당처소인 헛간(虛間)이 있다.

이 사실은 '렌즈'나 화학적·물리적 증명으로 증거되는 어림수작의 고정관념을 깨고, 눈앞에 펼쳐진 사실 확인으로 얼마든지 증명이 가능한 것으로, 무위도식에 의한 숨통이 열리면 '눈 뜨임'의 향상된 안목 기능으로 훤히 볼 수 있는 별 것도 아닌 세상물정[48]인 것이다.

세상물정의 일체 사안을 처음부터 끝까지 한 눈에 볼 줄 아는 자초지종(自初至終) 안목의 눈 뜨임을 시종일관(始終一貫) 능력이라 한다.

우주의 기(氣)도 연기나 증기로 보이듯, 눈에 보이는 모든 색깔은 신(神)이며, 신과 기는 항상 함께 존재하므로 신끼(神氣)라 하고, 물체인 정(精)에 깃들어 생겨났다 사라지는 물질이다.

이 기가 1차적 필요에 의해 쓰이고 나면, 2차적 대체 재료로 기를 버리고 숨으로 바꾸어 쓴다.

우리 인간은 우주상간의 기를 먹고 성장해서 저간에 깔려있는 근원생명의 본질인 숨[命]을 바꾸어 먹어, 환골탈태의 근간을 마련하려 수작을 부리는 것이다.

우주상의 그 어떤 존재도 인간능력 이상의 상위적 위상존재는 있을 수 없으며, 있다한들 인격도야를 이룬 품격인간의 자격을 갖춘 제격인간 위상 앞에서는 뻔히 보이는 시시(示示)한 꼴에 불과한 것들이다.

한숨을 쉴 줄 아는 본격인간이 지니는 기상천외한 기능성은, 가히 보이지도 않는 무시무시(無視無視)한 무위력을 발휘할 수 있다.

---

[48] 세상물정 : 세상판에 들어차 생활하는 인물(人物)과 사물(事物)의 사정과 형편.

숨이라는 근원생명의 정체성은 쥐도 새도 모르는 은근한 무위력과, 보이지도 들리지도 않는, 소위 암흑물질과 암흑 에너지에 해당하는 감쪽같은 저력을 지니고 있다.

향후 기지개 수련에 의한 성공인물들이 나오게 되면, 홍익인간을 실천할 수 있는 재세이화(在世理化) 사업을 감행할 대업을 이룰 것이다.

2. 숨의 숨은 위력

지상의 대기권역인 허공의 밑바탕인 저변엔, 진기(眞氣)로 알려진 숨이라는 명(命)의 원천생명이 숨결이라는 생명(生命)으로 쥐 죽은 듯이 숨어서 존재한다.

근원생명인 '숨'은, 스스로는 숨어 지내면서 생명활동을 하기 위한 기동력을 행사하는 기[氣]를 내세워 만물에 생기(生氣)를 불어넣어, 온갖 사물이 힘을 쓰게 해서 무력행사를 할 수 있도록 숨어서 조종하는 무위력을 지닌 무시무시한 숨은 존재이다.

보이지 않는 무시(無視)물질인 숨[命]의 위력은 생명의 생멸(生滅)을 주도하며, 생명체의 자질에 근원적인 잠재력을 부여하여 지구의 생태환경 변화에 적응할 수 있는 체격여건을 갖추도록 조절하고, 생명활동으로 소진된 기운을 인체가 잠든 사이에 감쪽같이 채워놓는다.

3. 한숨[천명(天命)]의 정의

일반적으로 인식하고 있는 상당 정도의 용어들이 곡해되어 쓰이듯, '한숨'에 대한 정의도 왜곡되어 제값을 찾지 못하는 일례의 하나이다.

'한'이란 한[끝]이 없는 무한한 전체공간이고, 무한 우주인 하늘[天]의 형용어이다.

'한숨'이란 '하늘 숨'이란 뜻으로 '큰 숨'의 의미를 지니는데 사실상 숨어있는 '본명(本命)'이라 하는 원생명을 말한다.

우리가 흔히 알고 있는 기(氣)는 연기나 수증기와 같이 바람에 실려 활개치는 활동성 물질이나, 숨[命]은 기의 밑[속]에 숨어서 기를 부려먹는 근원 존재로써, 숨의 본질은 보이지도 않고 소리도 없는 비장[숨어 있는]의 무위적인 소질(素質) 물자이다.

지상제일의 생명력을 지닌 우리 인간이 기공호흡 능력에서 한 차원 격상하여 숨 호흡인 운명기능을 습득하는 날엔, 문화 전반에 걸친 발전상이 첨단수준에 도달하게 될 것이며, 정신과 과학이 함께하는 정신과학 문화문명 세상이 펼쳐져, 전대미문(前代未聞)의 새로운 세상이 펼쳐질 것을 확신한다.

4. 한숨과 몫숨

'한'은 무한의 전체성인 하늘의 표기문이며, '한이 없다'란 우주전체 공간을 가리킨다.

'하나'는 유한적 각개의 표기어로서 낱개의 개체성을 지닌 한 개비의 지적어이며, '나 하나'란 '나' 한 사람인 개인을 지칭한다.

'하늘의 큰 숨'을 '한숨'이라고 하면, 다 알다시피 '사람의 개체생명은 시한부 존재인 인간의 수명을 몫숨이라 한다.

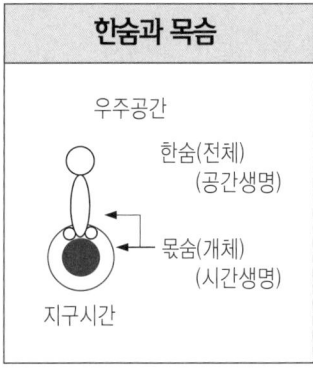

〈공간생명과 시간생명호흡〉

기지개 켜기(호흡)는 기갈이[기(氣)를 갈아치움] 에 의한 숨 돌리기[기를 숨(命)으로 바꿈] 작용으로 몫숨을 무위의 한숨으로 돌리면, 하늘과 내통하는 한통속의 자격이 갖춰져 객숨인 몫숨을 버리고, 하늘 숨인 한숨으로 갈아 마시게 된다.

　한숨 자격의 성품을 지닌 인격체로서의 완성은 본격적인 참된 인간생활을 영위할 수 있는 본격인간인 본인(本人)이 되는 것이며, 옛 어른들의 인내천(人乃天) 사상의 '사람이 곧 하늘'이라는 주창을 몸소 실감하는 계기가 되는 것이기도 하다.

　'한숨'이란 우주 본래마음인 하늘의 전체 숨을 뜻하며, '목숨[몫숨]'이란 개체의 '모가치 숨'을 말한다.

　기지개 켜기에 의해 기갈이[기를 갈아치움]가 되면 기(氣)가 숨[命]으로 바뀌어[운명(運命): 숨 돌림], 하늘[우주생명]과 사람[인간생명]이 하나로 통해서 한숨을 쉴 수 있는 한없는 마음의 한심한 사람으로 약진되어, 공간의식과 일맥상통하는 한심인간(閒心人間)이 되는 경지로 도약 할 수 있다.

　기지개의 궁극목적은 몫숨을 버리고 한숨을 쉬려는 것이다.

　'몫숨'이란 개체의식으로 몫아치만큼의 적고 갚잖은 숨을 먹는 것이다.

　'한숨'이란 전체의식인 무한 우주공간의 큰 숨을 먹되 숙달되어 숨통이 열리면, 일체를 없던 것으로 돌려, 숨 쉬는 기능도 숨통이 트여 무위자연적인 의식호흡을 저절로 하는 무위도식을 하고, 인생살이도 무위생사로 돌려버려 생로병사의 인고에서 해탈되어 무위인간 자격으로 자유로운 삶을 살게 된다.

5. 숨구멍[명문(命門)]

인체에 내장된 장부는 살가죽 밑[피하]을 통과하는 경락과 연계되어 있고 경락의 유동기는 내장과 직결되어 있어, 숨을 들이마실 때 허약한 장부와 통증부위로 곧바로 숨이 들어오는 현상을 실질적으로 체감하게 된다.

심장과 폐가 약하면 가슴과 등과 명치로, 위장과 췌장과 간과 담[쓸개]이 약하면 배와 옆구리와 등허리로, 대장과 소장이 약하면 아랫배와 꼬리뼈로, 심장과 방광과 자궁이 약하면 배꼽 부위 아랫배와 허리로 숨이 들어오는 현상을 여실히 느낄 수 있다.

이 외에도 머리나 엉덩이, 허벅지 등의 부위로 숨이 들어오는 현상이 발생하나, 이후 몸 전체로 들어오는 현상이 생기게 된다.

몸 전체로 숨을 빨아들이는 피부호흡을 '전신호흡'이라고도 하며, 체표에 형성된 숨구멍을 통해 뼈속 깊은 골수까지 숨이 전달되면 비로소 '숨통이 열리게' 되는 것이다.

숨통이 트인다는 말은 몸통이 열린다는 뜻이고 몸통이 열린다는 말은 몸통의 전체균형이 균등해 진다는 뜻이다.

이는 다름 아닌 사통팔달 체격이 갖춰지는 팔등신체(八等身體)의 팔방미인(八方美人)이 되는 것이다.

몸[體]은 네모상자와 같은 정방체

우주의 꼴은 네모 방정하여 사상(四象: 네모꼴)이라 하며, 6방면의 입방체적 형태이다. 사람도 우주와 같은 한 몸[우자일체]이므로 그 꼴도 네모상자와 같은 6방면체의 8등분형체이다. 그래서 날곡식[생식]으로 혈액을 맑게 하여 병이 없는 무병체질로 몸을 먼저 정갈히 해주고, 호흡으로 우주를 먹어주어 우주와 같은 꼴이 되게 하는 8등신체를 균등하게 균형을 맞추는 것이 생식과 호흡을 활용하는 비장의 무기인 혈기왕성 제법이다. 숨통이 트여 몸통이 열린다는 말은 네모상자를 열어 활짝 펴 놓은 무방향성 형태로, 우주와 같은 4방 8방이 다 트여 4해(四海)가 열린 방통체질이 된다는 뜻이다.

팔등신이란 상하, 전후, 좌우, 내외의 팔등분이 골고루 평균형체가 이루어지는 체격조건을 말한다. 육체적 평균형체가 되면 아울러 팔방의 개체균등에 전체공간의 속과 겉인 내외사정을 통달하는 방통(方通)의 2방을 더 하여, 10방(十方)인 만방(萬方: 卍方)을 통달하게 된다.

숨통이 트여 사해가 열린 팔등신체의 균등을 이룬 것을 '등신불'이라 하며 불성을 이루었다고도 한다.

6. 숨과 허기(虛氣)

속이 허전하여 허기질 때엔 숨을 먹으면 해소된다.

우리는 일반적으로 허기가 지면 배가 고픈 증세가 나타나므로 우선 밥 같은 음식부터 찾아 먹게 된다.

허기진 증세는 기가 허 하여 생기는 뱃심의 허전함인데, 우리가 착오하여 뱃속부터 채우려는 마음이 앞서는 것이다.

배가 고파 허기지면 밥보다는 숨을 많이 먹어주면 되는데, 숨몰이로 숨을 몰아쉬며 마음을 다잡아 가면, 허기가 사라지고 기가 차면서 열감과 힘이 솟아나 심혈을 기울일 수 있는 여력이 생긴다. 그렇다고 끼니를 거르라는 뜻은 아니니 지혜롭게 염두에 둘 일이다.

마음의 허전함도 숨을 먹으면 낫는다.

마음이 허전한 것은 마음이 약해서 생기는 증세로 마음은 곧 기(氣)이고 숨은 명(命)이어서, '명을 재촉한다'는 뜻은 목숨이 아까워 숨을 몰아서 명[숨]을 채우도록 하기 위해 숨 먹기를 재촉하는 위기탈출 자기치유 행위이다.

숨이 부족하여 마음이 약해지면 기가 허한 허기증세로 신경쇠약 증세인 불면증, 우울증, 신들림, 빙의 등 심기가 불편하여 발병하는 정신적 질환이 유발된다.

   많은 사람들이 기 부족에 의하여 마음이 약하고 예민해 져서, 조금만 신경을 건드려도 상처를 받는 등 신경질적인 것은 우려할 일이 아닐 수 없다.

   마음이 약할 때 숨을 많이 먹어주어 마음을 채우면, 염력(念力)이라는 마음에 힘이 생기게 되어 무던해지고 여유가 생겨 남부럽지 않은 마음부자가 되어, 여유롭고 자유롭게 행복을 누리는 행운아가 된다.

3 기(氣)

1. 마음먹기에 달린 기(氣) 운동

우리가 사는 우주공간에 가득한 생명근원 물질원소는 '마음'이라는 이름의 혈액소자이자 영양원소인 생명인자이다.

1차적인 근본원소는 각성의 소질마다 영양성분도 다르다. 이의 주요 물질원소는 마음먹기에 따라 골라먹게 되는 식량의 성질을 분류할 때 섭생기술이 뒤따라야 한다.

이때의 운기조식법이 마음먹기에 달린 숨 골라먹기와 같은 무위자연의 섭생법이다.

우주공간에 있는 각종 원소의 성분도 중요하지만, 우주도 마음을 가진 생명체라서 마음을 써서 생각하므로, 만상만물의 생겨나고 사라지는 것들도 의식이라는 사고(思考)물질이 번성하며 조성된다.

새로운 생명체의 의식물질에는, 특히 인간이 살아있을 때 지니게 된 의식의 미련으로, 신(神)과 영(靈)이라는 의식물질이 마음이 지배하는 허공에 혼재되어 공존하고, 시간의 흐름에 의해 신이 변모하여 의식체화 된 영혼(靈魂)49)이라는 또 하나의 개체 의식물질이 혼재되어 있다.

우리가 호흡하는 '공기' 중에는 본래마음[心]과 본심에서 유래된 신(神)의식과 영(靈)의식 등이 혼재해 있다.

여기서 말하는 마음[心]은 본래마음의 근원생명 물질이고, 신(神)은 본래마음이 몸[精]에 깃들 때 변신하여 몸의 형색으로 보이는 색깔이며, 영(靈)은 색깔을 지닌 신이 변모하여 때깔을 벗어 빛깔로 변모한 영혼의식을 말한다.

호흡할 때마다 본래의식과 함께 이러한 변모[변신, 변장]된 신령의식도 기(氣)와 같이 빨려 들어오게 된다.

마음먹기에 따라서는 신령의식이 누적되거나 접신현상이 지나쳐 빙의증상이 발생하면, 말 그대로 신병에 걸린 병신[정신병]이 될 수도 있다.

2. 기공(氣功)연마와 운명(運命)수업

기공(氣功)이란 호흡조절로 기를 운용하여 기운을 쓰고자 공력을 들이는 운기행위이다. 기공 연마에 의한 기력보강은 힘을 쓰긴 하나 체력의 한계를 극복하지 못해 기력향상에 그치고 만다.

그러나 숙달되어 기공차원을 넘어 운기에 의한 숨을 골라먹는 조식(調息) 수행능력이 생기면, 체력의 한계를 벗어나 환골의 기능을 발휘하는 숨 돌려먹기 수작이 가능해 진다.

숨 돌려먹기로 골수까지 숨이 채워지면, 드디어 근기라고 하는 저력이 생

---

49) 영혼(靈魂) : 귀신이 시간이 지나면서 때깔을 벗어 변모한 의식체, '영'은 죽은 생명의식이고 '혼'은 죽은 기운이 서로 엉켜 영혼체로 흩어지지 않은 채 존재.

겨 스스로의 수명을 움직여 운용하는 운수기능이 행해진다. 이를 일러 운수를, 운명한다고 하는데, 운명을 개척한다는 말도 다 이를 두고 하는 말이다.

　일반적으로 '운명'이라는 용어를 '숙명'과 혼돈하여, 어쩔 수 없이 타고난 사주에 의한 팔자소관으로 잘못 인식하고 있으며, 수많은 이들의 착각을 불러일으키는 '소재'로 쓰여 지고 있는 실정이다.
　그러나 이제부터는 다시금 세상물정을 직관하는 안목으로 만사이치를 재정립 하여 숙명을 운명으로 돌리는 수명을 운수운전 하는 수행법으로, 실질적으로 팔자를 고치는 행실을 경험적으로 이행할 수 있게 되었다.
　앞으로 각자의 믿음과 직성을 푸는 실천실행이 관건이라 하겠다.

3. 기(氣)의 속성

　기(氣)는 어디까지나 기 속에 숨어 있는 숨[命]에 의해 나타나 행세하는 운기작용 물질이다.
　바람끼인 공기(空氣)를 비롯해 눈에 띄는 가지각색의 색상을 띠고 형체를 가진 사물 일체는 육체인 정기(精氣)에 마음보인 신기(神氣)의 색기력(色氣力)으로 기운[힘]을 쓰지만, 눈에 보이는 뻔한 몸 놀리기 체력[뚝심]을 쓸 뿐, 인체의 원력으로 숨은 힘[저력]인 속셈[실속을 헤아림]을 쓰지는 못한다.
　힘을 써서 생겨나는 기운이란 외부에 나타나는 뚝심이며, 사물 자체의 무게[중량]를 지니거나 상대적으로 충격이 가해지는 겉심[筋力]을 말하는 것이다.
　속셈에 의한 저력인 속심[根力]은 체내의 깊은 뼛속으로부터 우러나오는 원력(元力)으로, 근력 또는 근기라고 한다.
　기의 속성은 어디까지나 기 속에 숨어 있는 숨에 의해 생겨나와 눈에 띄게 나대어 행세하는 '놀이개'로써, 형태가 있는 형체로 움직여 살아가는 것을 '놀아난다'라고 한다.

4. 기갈이

기지개를 켜는 1차 목적은 체표인 겉 피부에서 뇌리인 속골까지 온몸 전체에 속속들이 기를 채우려는 본능적인 생명활성 수작(修作)이다.

기골이 장대해 지면서 점차적으로 숨[命]50)으로 바뀌는 현상은 기를 갈아 마셔서 2차적으로 명(命: 숨)으로 돌려먹는다는 뜻이다.

기(氣)의 성질은 변질의 물성을 띠나 숨[命]의 질성(質性)은 영원불변의 항상물성 존재이다.

천명(天命)인 한숨과 인명(人命)인 몫숨이 한통속이 되어 무위존재성으로 화할 때, 영생불멸의 영속성을 지니는 무위존재가 된다.

이 세상에는 불변적으로 항상(恒常) 존재하는 것이 없다하나, 숨[命]과 마음[心]의 정체는 항상 존재하는 물성을 지닌 영생불변 영원물자이다.

기지개 켜기가 숨을 골라 먹기 위한 수작 걸기에 지나지 않는 기초수단인 것은, 기질로는 운수운명 수작을 걸 수 있는 기능성이 없다. 그리하여 기를 숨으로 갈아 마시는 수밖에 없고, 숨의 위력을 도모하기 위한 중간 작업을 행할 수밖에 없다.

이 작업이 기갈이와 동시에 숨 돌리기 수단이며 전문용어로 '누진지기'라고 한다.

기(氣)는 주(主)인 숨(命)에서 나와 행세하는 객(客)의 처지이므로, 주에 의

---

50) 숨(命) : 이 세상의 근원존재[본질], 우주생명의 근본인 삶, 존재이유의 정체성.

해 생멸이 주관되며 주의식(主意識)의 명령에 따라 체내에 드나듦의 나들이가 이루어진다.

   누진이란 객인 신령끼를 출신(出神)과 누기(漏氣)를 하는 사실상의 마음비우기 행위이다.
   누진지기로 누진통이 이루어지면, 잡신과 잡기가 득실거리는 체외의 세간사정과는 달리 체내엔 본명과 본심만 깃들게 되고, 사실상 속세를 떠난 출세지경의 경우에 처하게 되는 것이며, 말로만 듣던 기상천외의 사실현상인 주객전도의 양상을 몸으로 실감하는 기가 막힌 체험을 하게 된다.

5. 숨 돌리기 [운수(運壽), 운명(運命)]

   기(氣)를 운용하여 기공하는 것을 운기(運氣)라 하고, 숨[命]을 운용하여 수명을 움직여 운수(運壽)하는 것을 운명(運命: 수명을 움직임: 개척함)이라 한다.
   인체구성원의 생리적 구조는 부모에게서 몸을 받기로는 갯된 몸, 기운, 마음의 정(精)·기(氣)·신(神) 합일체로 태어난다.
   그렇지만, 인간이 지닌 근본적인 조건은 그 몸과 마음 그리고 기운까지도 갈아엎어, 본래마음[本心]과 원래 숨[元命]으로 본마음의 새 몸인 심(心)·명(命)·신(身) 일체로 거듭나게 하여 새로운 삶을 살도록 기획되어 있다.
   이러한 신체 구조적 조건을 갖고자 하는 것이 인간 본능이다.
   그런 줄도 모르고 우리는 이제까지 '운명'이나 '팔자'와 같은 단어들에 대한 정의를 제대로 알지 못하고, 오해하여 전혀 다른 의미로 받아들여 엉뚱한 생각과 쓸데없는 가치로 치부해 버렸다.
   어리석은 인간의 무지몽매한 소치가 얼마나 큰 희생의 댓가를 치러왔는지 생각하기조차 끔찍한 일이 아닐 수 없다.

성주풀이라고도 하는 '사주풀이'는 숙명을 '운명'이라는 운수조작으로 '팔자'를 고쳐서 살도록 말 풀이를 한 것으로, 사주는 '정신체(精神體; 몸의 마음)'로서 정신수련에 의한 '심신체(心身體; 마음의 몸)'로 갱신하는 심신재생 작업이다.

인간된 도리란 자구노력으로 자기 진화하여, 인자(仁者)로 어질어 지는 것이 인간이 갈망하고 소원 성취하고자 하는 만세지론인 것이다.

 호흡(呼吸)

1. 의식(意識)호흡

우리가 먹고 사는 먹을 거리에는, 양식(養息)과 음식(飮食)이 있다. 양식은 코와 피부로 먹고 마시는 1차 생명원(生命元)이다. 이와같이 허공에 가득 차 있는 각종 영양성분을 지닌 생명물질로 이루어져 있는 공기 덕분에, 농사를 짓지 않고도 공짜로 얻어먹을 수 있는 천연식량이다. 음식은 입으로 먹고 마시는 2차 생명원이며, 흙과 물로 자연 가공되거나 사람의 수공에 의한 수고로 얻어먹는 먹을거리이다.

이러한 자연계의 상식적 생명현상을 숙지하여 고급적인 호흡을 해야, 호흡기능이 지닌 고상한 효율을 실감하게 되고, 나아가 결과적 목적 의식인 전체의식으로 확장되어 몸과 마음이 원만하고 원대해져서 늘 상쾌한 인생살이를 영위하게 된다.
　우주는 일체가 유심이듯 온통 의식이 가득한 상식의 숨결이어서 이를 먹고 마시는 것은 곧 의식을 호흡하는 셈이다.

그런 관계로 의식호흡 기능이 숙달되면 하늘의 속사정인 상식이 풍부해져 천문의 원리를 읽어내고 사물의 이치를 알아보아 만사형통의 도리를 깨쳐 내게 되는 것이다.

의식호흡이란 우주호흡인 것이며 나아가 천지(天至)와 천신(天神)을 제외시키고 천명(天命)과 천심(天心)을 골라먹는 형통법으로 하늘과 내통하는 누진통을 맛보는 것이다.

2. 수식(數息)호흡

기지개켜기에서는 주로 들숨만 신경을 쓰고 날숨은 별로 의식하지 않는다. 들숨은 들이마시는 숨의 길이를 세어 준다. 그 이유는 들숨 요율의 정도에 따라 체질의 변화와 체력의 정도가 달라지고, 기력과 근력 증강으로 보다 효율적인 자기관리를 할 수 있기 때문이다.

들숨의 길이는 자기 체력에 맞게 스스로 조절해야 하며 아무리 폐활량 능력이 좋아도 최대 60초를 넘기지 말아야 한다.
별의 생명수는 육수(六數)로 지어진 육계(六界)이고 지구촌의 생명주기와 함께 인간도 6과 60의 분할수로 한계지어 살아가므로 60초를 넘기면 무리가 올 수 있다.
물론 체격에 따라 더하거나 빼기를 할 수도 있지만 자신의 체질은 자기만이 알 수 있는 것이므로 자기한계를 스스로 판단해야 만 한다.

특히 기지개를 켜는 목적은 기운을 회복하여 건강을 도모하거나, 필요한 이에게는 의식호흡인 무위도식 지경으로 몸을 완성하기 위한 수단이지, 숨의 길이를 초월하거나 하여 기인이 되는 구경거리의 기이목적 수단이 아님을 명심해야 한다.

  체력운동도 지나쳐서 무리하면 다치거나 병에 걸리듯이, 호흡운동도 지나쳐 무리하면 다치기 쉬운 것이므로 자아도취 되어 지나치게 빠져들지 않도록 자신과의 싸움을 요령껏 해야 한다.

3. 우주호흡[한숨]

  기지개켜기에 의한 호흡요령이 숙달되면 모공 또는 땀구멍이라 하는 온몸의 숨구멍이 열려 피부호흡 기능이 확장되므로 우주와의 배 맞춤 호흡을 자연스레 하게 된다.

  항간에 알려진 우주호흡은 자연호흡을 말하는 것으로 인위적인 의식적 숨쉬기가 아닌 무위적인 무의식적 숨 먹기의 조식(調息)을 말한다.

  우주호흡이란 전체호흡인 한숨을 의미하는 것으로, 사람들은 대체적으로 개체의 모가치 숨인 '몫숨'을 쉬는 게 고작이어서, '목숨을 버린다'는 말은 개체호흡인 잡식(雜息)행위를 버리고 전체호흡인 한숨을 쉰다는 의미이다.

  한숨을 쉰다는 어원은 '숨을 쉰다'는 말로, 숨인 명(命)을 쉰다[휴(休)]는 뜻이 되고, 의역하면 '휴식(休息)을 취한다'는 의미이며, 한마디로 '숨쉬기'를 한다는 뜻이 된다.

  다시 말해서 '숨을 쉰다'는 진정의미는 기 호흡으로 수고로운 고생을 하며 쉴 사이 없이 연명하던 수명연장 행위에서 벗어나, 안도의 한숨을 돌리는 것이며 안정을 취한다는 뜻이기도 하다.

4. 우주의식 호흡

　우주는 하나의 생명물질 공간으로 이루어진 암흑의 죽음세계로, '죽음'이란 '잠'을 뜻하는 잠재생명을 의미한다. 죽음공간이란 물질생명이 고요히 잠잠하게 죽은 듯이 살아간다는 뜻이다.
　생명이란 살아도 삶[산 생명]이고 죽어도 삶[죽은 생명]인 영원생명 존재이기 때문에, 죽음이란 사실상 유형체에서 무형질로의 변환일 뿐, 생명물질로서의 질량불변의 원칙은 변함없는 것이다.

　우주 전체공간은 생명인 '숨'으로 물결을 일으키며, 좌에서 우로 온 돌음을 하는 대회전을 하며, 한숨이라고 하는 호흡운동으로 생명활동을 하면서 살아가는 와중에, 우리 인간도 우주와 배 맞추어 죽은[잠재]생명인 숨과 한 호흡을 하며 함께 더불어 살아가는 것이다.
　우주가 숨을 쉬는 호흡수단과 인간이 숨 쉬는 호흡 성격은 동질의 우주생리 작용의 성격을 지닌다.

　우주가 죽은[잠자는] 생명이라면 인간은 산[깨어있는]생명으로, 죽어도 생명이고 살아도 생명인 살아 숨 쉬는 생명이어서, 우주는 인간을 산 채로 잡아먹고 인간은 우주를 죽여서 잡아먹는 서로가 서로를 먹고 마시는 식사꺼리인 셈이다.

　그래서 기지개 호흡을 가리켜 우주호흡이라 일컷기도 하고, 우주나 인간이나 똑같은 사고를 가진 의식생명이므로, 이를 다시 '의식호흡'이라 부르기도 하는 것이며, 사실상 이에서 그치지 않고 의식호흡 이상차원의 무위호흡 기능을 배양하여 특출한 인성으로 자기계발을 하려는 것이다.

5. 자연호흡[무위도식(無爲徒息)]

  기지개 호흡으로 기를 갈아 마시는 요령을 터득하게 되면, 제법대로의 숨 골라먹기[조식(調息)]가 가능해져서, '무위도식'이라는 무위자연 호흡을 할 수 있게 되어, 한세상을 별 무리 없이 탈 없는 삶을 살게 되고 그야말로 제멋에 겨운 참다운 인생살이를 하게 된다.

  자연호흡이란, 말 그대로 스스로 그렇게 저절로 숨이 쉬어지는 지경을 의미하는 것이다. 일부러 기지개를 켜지 않고도 자연스럽게 숨이 통해져서 무의식적인 호흡이 되는 것이다.

  이러한 무위자연 호흡활동을 두고 무위도식(無爲徒息)이라고 하는 것이다.

  다시 한 번 부연설명 하거니와, 무위도식이란 일반적으로 인식하고 있는 하릴없이 밥술이나 얻어먹는 부랑의 거렁뱅이가 아니다.

  무위 자연인간 자격은 공기호흡으로 애를 쓰며 살아가는 불상존재가 아니라, 공기호흡인 기식(氣息)을 없던 일로 돌려버리고, 숨 호흡이란 무위도식으로 유유자적 하며 만사형통의 쾌락을 즐기며 살아가는 본격인간 존재를 가리키는 말이다.

6. 자연인간[무위인간(無爲人間)]

  우주호흡으로 무위자연 호흡을 하게 되면 걸릴 게 없는 무위체질이 되어 무의식적 사고에 의한 자연스러움으로, 생각이 자유롭고 행위의 부담이 없어 일상생활의 기복이 적어, 안정되고 순탄한 순리적인 인생살이를 무던히 즐기며 살아갈 수 있다.

  평탄인생이란 자연인생의 경로를 걷는 삶이다. 이러한 삶은 인간이 추구하고자 하는 일생소원이자 평생 숙원사업이다.

그리고 무엇보다 중요한 것은 지식의 차원과는 비교할 수도 없는 지혜의 열림이다.

지식(知識)51) 이란 어디까지나 남의 말이나 글을 주워들어 외운 암기위주의 알음알이이지만, 지혜(智慧)52) 란 어느 누구에게 배우지 않고도 스스로 세상물정을 직관하는 일관성을 터득하여 세상이 돌아가는 이치를 깨쳐 알게 되는 상식이다.

지혜로운 사람은 인간에게 주어진 조건의 내막을 알아내어 자기가 할 일이 무엇이고, 인간된 도리를 어찌해야 되는 것이며, 값진 인생살이가 어떤 것인지, 다 알고 다 해내는 전지전능의 무위능력을 발휘하는 자격위인을 말한다.

7. 휴식(休息)

'휴식'이란 글자 그대로 '숨[숨쉴 식(息)]을 쉰다[쉴 휴(休)]'는 말이다. 이 세상엔 아직 숨을 제대로 쉴 줄 아는 사람은 하나도 없으며, 숨을 몰아쉴 줄 아는 사람조차도 없는 형편이다.

숨을 몰아쉬는 지경은 가끔 한숨을 몰아쉬는 사람이 있긴 하나, 그 마저도 내 쉬는 숨을 길게 하는 게 고작이고. 진정으로 숨통을 열어서 그야말로 휴식을 취하는 무위도식자는 없을 수밖에 없는 것은 어쩔 수 없는 노릇이다.

이제껏 휴식의 정의가, 그저 일을 하다가 힘들면 그 행위를 멈추어 일머리

---

51) 지식(知識) : 남의 말을 들어 기억하여 외우고, 남의 글을 보고 익혀 암기하여 알고 있는 사실상의 접신 행각.
52) 지혜(智慧) : 배우거나 연구하여 알게 된 것이 아닌, 스스로 깨쳐 알게 된 세상물정 이치, 융통성.

를 놓고 쉬는 상태를 휴식이라 인식해 왔기 때문이다.

다시 한 번 살펴 보건데 진정한 휴식이란 숨[생명]을 몰아서 몫숨인 개체의 모가치 숨을 버리고 한숨인 한없는 숨을 쉬는 무위도식 행위가 진정한 휴식이다.

더 이상의 기를 이용하느라, 죽어라 하고 기를 쓰고 용을 쓰며 애를 쓰지 않고도 천연덕스레 휴식을 취하며, 가만히 있어도 인체의 내외가 소통되어 숨이 들어차게 되므로, 따로 인위적인 큰 숨을 쉬려하지 않아도 숨이 쉬어진다. 다시 말해서 휴식이 되는 지경을 말한다.

휴식은 휴양과 같은 맥락의 무위개념이며, 자연적인 천연스러움이자 스스로 그렇게 되어지는 '저절로'의 무위자연 인간이다.

제4장

실행실기편

- 실기 훈련
- 실기실행(實技實行)의 생활화
- 기지개켜기-중급단계
- 명상(瞑想) 수련

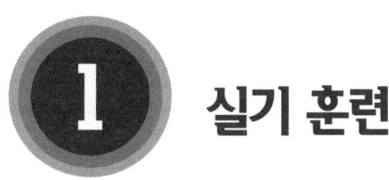 **실기 훈련**

1. 훈련단계

1) 단계별 수행수준 구분

기지개 켜기에서의 수준 구분은 타 수련단체의 그것과 다를 바 없으나, 몸으로 체득하는 정도의 차이로 구분되는 특성이 있어, 스스로의 단계에 차이를 두어 구별하고자 한다. 초급과 중급에서는 기능적 수준과 효율성 제고를 염두에 두었다. 고급수준 단계는 추후에 발간될 '정신수련법'에서 다루기 위해 미루기로 한다.

그 이유는 기지개로 기가 차서 고급 수준에 다다르면, 기지개를 별도로 켜지 않아도 무위도식의 초기단계에 들게 되고, 무위호흡 자체가 타의 추종을 불허하는 그야말로 명실상부한 진정의 명상지경에 이르게 된다. 그러기에 사실상 인위적인 기지개 켜기와는 구별 지을 만큼의 무위적인 의식수준에 이르게 된다.

사람마다 인품이 차이가 나는 것은 어쩔 수 없는 현실적 사정이다. 인간의 품격은 기질과 성질의 차이로 구분된다.

기지개 켜기의 훈련은 기품과 성품을 두루 갖춘 고품격의 인격체를 계발하려는 진심의 발로이다.

기골이 장대한 진골의 기품과 열려진 심성을 지닌 인품으로의 인물이 되기 위해, 스스로 몸부림을 칠 때, 자기완성이라는 소기의 목적이 달성될 수 있음을 믿어 의심치 않는다.

> **<알아둘 일> 호흡훈련의 단계**
>
> 호흡훈련을 하기 전에 반드시 숙지해야 할 것은, 호흡이란 외기인 천기[하늘기운]를 코와 피부를 통해 폐로 불러들여, 먹고 마시는 하늘과 인체의 내통행위이다. 그렇기 때문에 하늘의 기와 직접적으로 내통하는 폐가 인체의 주인이자 감독기관임을 간과하지 말고, 폐호흡을 위주로 시작하여 점차적으로 호흡을 진행해 나아가야, 피부호흡에 이은 골수 호흡까지의 고급행위를 할 수 있게 됨을 명심해야 한다.

2. 기초단계 훈련

기지개 켜기를 할 때엔, 그다지 자세를 중시하지 않는다. 사지[팔다리]를 쓰며 동작하는 것은 결코 몸을 이완시키거나 기교를 부리기 위함이 아님을 분명히 알아두어야 한다.

기지개에서의 사지 운용동작은 어디까지나 들숨에 힘을 실어주기 위한 보조적 수단이므로, 굳이 어려운 자세가 필요치 않다.

신체 이완에 필요한 자세교정 동작이나 어려운 동작 자세와는 전혀 무관하므로, 오히려 쉬운 동작과 운기자세를 골라서 응용하되, 인체 주요 부위인

사해(四海)에 연계되는 사지의 어깨 죽지와 고관절 부위인 다리죽지를 주력으로 쓰는 동작으로 짜여 져 있다.

인체의 기력발진(氣力發進) 부위는 몸통에 매달린 사지의 죽지에서 비롯되기 때문에, 사족을 써서 요령과 기술을 부리도록 하는 것이다.

> 기지개에서 가장 주의해야 할 점은, 욕심을 내어 무리를 하지 않도록 하는 것이다.

기지개의 최종목적은 무위도식이며, 무위호흡을 하려면 무의식 호흡을 해야 하는데, 욕심을 앞세운 인위적인 의식호흡은 전체의식으로 확장이 되지 않아 개체의식에 머물고 말 뿐, 몸에 탈을 불러일으키게 되므로 안하느니만 못한 경우가 생기기도 한다.

3. 숨 몰기 훈련

숨은 명(命)이고 숨에서 나온 것이 기(氣)이니, 숨을 몬다는 것은 기운(氣運)을 씀이고 명(命)을 운전하는 것은 운명(運命)을 한다 함이며, 명을 재촉하여 목숨을 돌려 한숨을 쉰다는 뜻이다.

숨은 또한 마음이니, 숨을 몬다는 것은 객심인 정신을 갈고닦아 본마음을 모은다는 뜻이다. 숨 몰이는 마음을 모아 마음의 힘인 염력(念力)을 길러 마음을 다스려 가다듬는 결과가 된다.

숨을 몰아쉬는 요령은 마음을 가다듬고 폐첨호흡으로 서서히 숨을 마음껏 들이켰다가 그냥 버리듯 내뱉는다. 반복하여 숙달되면 숨이 몰아져서 살결을 타고 기(氣)를 밀어내고 숨이 차오름을 체감으로 경험하게 된다.

'폐첨(肺尖)'이란 '폐부의 구석구석 첨예한 끝부분'이란 뜻으로, '폐첨호흡'은 폐의 끝부분까지 숨이 들어가도록 하는 '첨단호흡'이란 뜻이며, 폐기능을 최대한 살려 운용하기 위한 고육지책에 해당하는 요령피우기이다.

4. 숨 먹기 훈련

우주와 사람은 한 생명[한숨]을 한 호흡으로 먹고 마시는 한 통속이다. 허공의 공기는 '마음'이라는 의식을 가진 생명자체인 '숨'으로써, 숨을 먹는 행위나 마음을 먹는 수작은 같은 맥락의 수단이므로, 그저 '호흡을 한다'든가 '숨을 쉰다'는 운기개념이기 보다는 '마음을 먹는다'는 의식개념을 가지는 것이 걸맞다.

기(氣)를 논하는 이는 아직 기 속에 숨어있는 숨[命]이라는 정체를 몰라 겉도는 것이다. 기로 환자를 치유한다거나 기타의 술수를 쓰는 것은 결국 한계 안의 저급수준에 머무르고 마는 꼴이며, 인간이 지닌 본연의 무궁무진한 능력을 스스로 저버리는 무책임한 행동거지이다.

인체의 호흡기관은 구체적으로 폐첨[허파]호흡과 피부[명문]호흡과 골수[뇌리]호흡을 하도록 되어 있는 생명활성 기관으로, 새 생명을 끌어들이기 위한 그 이외의 어떤 외람된 수작도 아무런 소용없는 곁가지 치기 수단에 불과하다.

예를 들어 단전이란 부위로 호흡을 한다든가, 복식호흡 또는 이외의 인체 국소부위의 호흡 수단으로 호흡하는 행위는 삼가 할 것을 당부한다.
호흡은 사실상 몸 전체로 하는 것이어서 부분적인 인체부위로 지정호흡을 고집하는 것은, 결국 한계에 부딪치고 말게 된다.

5. 수식(數息)호흡 훈련

　기지개에서의 수식호흡은 들숨의 길이만 세어 주고 셈수의 속도는 1초에 1수씩 세어간다. 천문 수리적 원리에 입각하는 숫자가 지닌 수리의식에 초점을 두면, 천문의식과 엮어지는 진리가 고취되어 순서에 입각한 질서의식이 자리 잡게 된다.
　우주생명의 원리원칙은 공간 속의 시간성이라, 수식 [헤아리는 호흡] 능력이 곧 의식수준의 정도가 되기 때문이다.

　우주생명의 기본원리를 근간으로 하는 숫자 헤아리기[수리혜량]는, 우주는 천문(天文)[53] 이라는 문형으로 새겨져 있어 문자라 하고, 그 글월을 풀어서 엮어내는 작업을 수리(數理)[54]라 한다.

　들숨 깊이에 따라 수리가 깊어질수록, 우주의식과 상통되는 정도가 향상되므로, 수명의 질과 수양의 격식이 높아지고 운명의 척도가 달라지게 된다. 자신의 수준은 자기밖에 알 수 없는 것이므로, 자랑하는 자는 팔불출의 처지를 벗어나지 못하게 되고, 인격도야로 골격이 형성된 자의 하는 짓거리는 그럴듯해 보인다. 허세가 아닌 실세의 실속이 있기 때문이다.

　들숨의 길이는 아무리 폐활량의 기능이 좋은 사람이라도 제한적으로 하는 것이 유리하다. 기지개 호흡의 목적은 폐호흡 기능이 아닌 기술적인 의식호흡에 있는 것이어서, 구태여 폐첨호흡에 치중하지 않아도 되기 때문이다.

---

53) 천문(天文) : 우주공간인 하늘은 글월에 속하는 문형으로 점철되어 서로가 얽히고 설킨 문자로 이루어진 반상.
54) 수리(數理) : 하늘은 우주생명이 서로간의 문형이 배열되는 순서와 엮어지는 질서로 풀어지고 짜이는 수치적 이해로 엮어지는 이합집산의 계산대.

지구인력의 능력에 버금하도록, 60초[1분]를 벗어나 지나치지 않게 임계수치로 제한하는 것은, 지구생리의 한계기능에 걸맞은 인체의 분수를 지키려는 적중도에 중점을 두기 때문이다.

해와 달을 포함하는 지구와 같은 별세계는 6수(六數)로 완성되어진 6계(六界)의 시한부인 시간성 존재로써, 시간을 재는 것은 분수를 헤아리는 수리수작이다.

특히 주의가 필요한 것은, 좋다고 하면 지나쳐 탈을 부르게 되어 있는 게 사람의 막지 못할 욕심이다. 체질마다의 정도 차이가 있어 기본적인 기준에서 더하고 빼는 오차는 있겠으나 넘치면 탈나고 모자라면 되지 못하는 것이다. 합리적 이치에 의한 적당함만이 적중을할 수 있는 최상책임을 명심해야 할 일이다.

6. 의식호흡 훈련

의식을 몸의 어느 국소부위에 두는 소인(小人)의 처사로는 대인(大人)의 갈 길을 가로막는 시정잡배 수단에 지나지 않는다. 의식 부문에서 지나치게 호된 비유를 하는 이유는, 의식호흡은 곧 마음먹기 수단이어서 마음을 어떻게 먹느냐에 따라 대인의 길을 가는가, 소인의 길로 접어드는가의 갈림길에 서기 때문이다.

그래서 '일체유심조(一切唯心造)'란 말의 '마음먹기에 달려 있다.'는 진정한 의미는, 인체가 늘 먹는 숨인 마음이라는 의식을 몸이라는 우물 안에 가두느냐, 몸 밖의 대우주 공간으로 향하느냐에 따라 달라지는, 소심과 무한심을 가르는 갈림길에 서게 되는 의미가 되기 때문이다.

의식을 절대로 단전의 어디에 둔다거나 두뇌, 명문 등 신체의 어느 국소 부위에 두는 행위는 피하여 조심해야 할 일이고 주의해야 할 점이다. 의식을 어디에 어떤 마음으로 두느냐에 따라 신령의식과 본래의식인 본심의 우주의식을 골라먹는 운기조식을 할 수 있는가의 제 기능을 가름하기 때문이다.

나와 우주는 의식을 가진 한 몸의 우아일체(宇我一切) 관계이므로, 내 마음이 우주 의식이고 우주마음이 내 의식이다. 우주의식 공간은 숨인 생명원소의 양식인 영양원소로 되어 있어서 내가 의식하여 먹는 숨은 우주를 먹는 셈이 되고, 우주와 나는 한 몸[우아일체]이니, 결국은 우주의식을 먹는 것은 내 의식인 내 몸을 먹는 꼴임을 자각해야 한다.

> **〈반드시 알아둘 일〉**
>
> 사실상 하늘기운인 천기(天氣)와 하늘의식인 천신(天神)은 잡기(雜氣)와 잡신(雜神)에 다름 아니다. 그 이유는 원래의 하늘기운은 '한숨'이라는 천명(天命)이며, 천기는 어디까지나 숨인 본명에서 파생되어진 잡기일뿐이기 때문이다. 본래의 하늘의식도 마음이라는 천심(天心)으로, 천신도 어디까지나 마음인 본심(本心)에서 변신되어 나온 잡신이다.
>
> 이 사실을 모르고 천기를 받는다거나 천신을 받는 날에는 영락없이 접신현상이나 역기현상이 일어나므로, 무속인들이나 기타 신앙인들이 기도수행을 많이 할수록 주화입마와 상기현상에 고역을 치르는 이들이 너무도 많은 형편이므로, 조심해야 할 일이다.
>
> 기지개 켜기에서 제일 중시하는 '누진지기'는 호흡으로 천명과 천심과 함께 혼합되어 유입된 천기와 천신인 잡것을 가려내어 누진시켜 버리고, 본명(원명)과 본심인 온전한 것만을 오롯이 골라 먹으려는 요령지기이다.
>
> 숙달하여 몸 안에 본래의 천심과 천명만 남게 되면, 몸 밖의 속세엔 천신과 천기를 비롯한 오만잡것들이 수두룩한 우물 안의 욕된 세상속이지만, 잡것의 여지가 없는 인격체는 본래의 명심체가 되어 한 세상 안에서 세상밖에 나와 사는 처지가 되어, 기고만장의 기상천외한 일이 실재로 벌어지는 것이다.
>
> 실로 기가 차서 기가 막힐 노릇이 벌어지는 것이다.

7. 호흡훈련의 실제

1) 수작걸기[동시동작 기합훈련]
기지개켜기 수작은 일반 수행수법과는 사뭇 달라서, 동시에 다발적 행위를 하도록 짜여 져 있다. 처음 호흡훈련을 시도하는 초보 수준에서는 기합(氣合)하는 행위가 무척 낯설고 복잡하겠지만, 동시다발 기합동작을 충분히 숙지하여 기본에 충실한 것이 나중에 숙달된 뒤의 고급수련 시에 유리하다.

처음엔 서툴러서 제각각이지만 조금만 지나면 곧 익숙해져 동시에 몇 가지든 한 호흡 안에서 여러 수작을 동시다발로 치러낸다.

'수작'이란 시동의 의미이며 어떤 일이든 시작을 할 때엔 처음에 걸어야 할 준비적 시점이 중요하고 낯설어 서툴기 마련이다.

우리는 이제껏 호흡은 하면서도 어찌해야 좋은 줄도 모르고 호흡이 지닌 고귀성을 너무 몰라 멋모르고 헛삶을 살아왔던 것이다.

이제부터는 제 2의 인생을 산다는 각오로 새 인생의 수작걸기를 시도해볼 일이다.

2) 숨길 트기[억지동작에서의 호흡훈련 요령]
여타의 전문 수련단체를 포함하는 호흡에 대한 대체적인 인식은, 숨을 내쉬는 상태에서의 역동작을 하도록 지도한다. 역동작인 억지자세에서 숨을 들이 마시면 힘이 들고 또 탈이 난다는 이유에서이다.

이는 인체의 생리적 구조가 초월기능을 갖추고 있음을 모르는 안이한 발상에서 비롯된 것이다. 억지자세에서의 들숨행위는 처음엔 어려운 훈련이 되겠으나 차츰 익숙해지면 호흡요령이 생겨 기운이 몸에 고루 켜지는 현상을 직접 체감하게 된다.

특히 자기도 모르는 지병 부위에 통증이 유발되어 고통을 겪기도 하는데,

그때엔 융통성을 발휘하여 동작의 난이도나 들숨의 정도를 조절하여 조금 늦추어 늦게 가도, 그 어떤 수행결과 보다도 시간과 효율면에서 월등한 결과를 얻어낼 수 있으므로, 시간을 두고 여유 있는 수업 자세를 갖추기를 권한다.

3) 한 동작[의식호흡의 동시다발 수작 걸기]

억지동작 시의 들숨 길이를 의도적으로 세어주는 것과 동시에, 의식은 반드시 몸에서 떠날 뿐더러 지구에서도 떠나 저 무변광대한 우주공간에 자기 자신이 있다는 생각을 한다. 그리고 우주 공간에 있는 온갖 생명을 다 먹는다는 전체의식을 가지고 우주호흡과 함께 의식 확장을 하는 동시효과를 꾀하도록 한다.

초기엔 혼동되어 헛갈리거나 호흡의 부조화로 어렵겠지만 몇 번만 반복 훈련하면 얼마 되지 않아 숙달된다.

4) 숨 몰이

호흡이란 숨을 불러들여[호(呼)] 마신다[흡(吸)]는 의미의 합성 동사이다. 공간물성인 전체생명을 시간물성인 개체생명이 불러들여 양식(養息)으로 먹는 행위를 호흡이라 한다.

숨[命]은 살아 있는 생명물질이고 영양성분을 지닌 근원물질이므로, 숨도 자기 체질에 맞는 식사를 하기 위해 영양성분을 가려내는 것을 '숨을 몬다.'고 하는 것이며, 영양성분이란 다름 아닌 마음의 의식성분 정도를 말한다.

마음을 분류한 종류는 숨인 원명(元命)에 깃들어 있는 본심(本心)과, 무색(無色)의 본심에서 색(色)을 지닌 색갈로 보이는 마음으로 변신한 신(神:色神)과, 신이 때깔을 벗어 변모한 빛깔을 지닌 마음인 영(靈)으로 되어 있다.

이들은 서로 섞여 있어, 이들을 가려내기 위해 인체에 꼭 필요한 본래마음인 숨만을 불러들여 먹으려는 수작이 숨 호흡이라는 고급수단이다.

기술적 용어로는 조식(調息)이라는 '숨 골라먹기'의 궁극목적인 의식호흡을 말한다.

숨 몰기의 기술적 요령은 개체의식을 버리고 전체의식화 하는 것이다. 숨은 곧 생명이고, 생명에는 마음이라는 의식이 깃들어 있으므로, 의식을 여하히 하느냐에 따라 결과가 달라진다. '마음먹기에 달려 있다'는 뜻은 의식수준의 정도를 말한다.

5) 숨 넘이

들이마시는 숨을 요령껏 하여 들숨의 길이가 조금씩 길어져 숨이 많이 들어가기 시작하면, 폐 기능이 한계에 부딪쳐 숨을 넘기기가 여간 어려운 게 아니다. 절정에 다다르면 숨이 넘어가면서 꼴깍거리는 힘겨운 초월현상이 일어나기도 한다.

그러나 처음부터 무리하지 말고 자기 호흡능력 이상의 지나침이 없는 적당호흡을 하다 보면, 점차 힘이 생겨서 거친 호흡이 차츰 매끄러워지고, 숨을 넘기는 여력이 길어지는 과정을 '숨 넘이'라 하며 숨이 잘 넘어가면 숨길이 트여 '숨 먹기' 노릇이 수월해진다.

밥이 잘 넘어가면 먹은 음식이 소화가 잘 되듯, 숨이 잘 넘어가면 가슴이 후련해지고 속이 시원해져서 답답함이 사라진다. 흔히 중단전이라고 하는 전중(田中)이 뚫리면서 통증이 오래 가는데 폐첨호흡에 의해 폐경의 기경맥인 임맥이 열리는 현상이다.

대부분의 사람들이 숨이 속 시원히 넘어가질 않아 갑갑해 하는 실정이며, 그 여파로 임맥의 기혈순환이 순조롭지 않아 소위 가슴앓이라는 속병으로, 불면증이나 우울증에 시달리기도 한다.

이와 같은 육체와 정신적 이상이 함께 오는 고통도, 기지개 호흡으로 숨

[생명]을 마셔주고 누진으로 신령끼인 잡기와 잡신들을 육체와 정신에서 내보내면, 몸과 마음이 말끔해져 점차적으로 깊은 숙면과 심신안정이 되어 즐거움을 되찾게 된다.

6) 숨길 트기

'숨길'이란 기가 커지는 결을 말한다. 인체의 세포조직은 숨결이 드나들도록 근육질의 격막을 따라 숨길이 나 있는데, 그 육골(肉骨)의 유동로를 '결'이라 하며, 살결이나 뼈의 결을 타고 숨이 들어가서 기[숨]를 채우는 과정의 길을 숨길이라 한다.

숨길은 허파에서 시작되어 심장과 위장의 순으로 내장을 돌아 머리와 사지를 통해 나 있다. 숨길이 트이면서부터는 호흡이 수월해지며 기력이 회복되고 자신이 붙게 된다.

숨길의 부위는 사실상 순전히 혈관을 타고 기혈(氣血)이 살결과 골결[뼈결]마다 켜져 있고, 살갗을 지나 골짝[뼛골] 구석 말초까지 길이 터 있어 숨길이 트이면, 숨구멍의 기능이 확장되어 피부호흡에 이은 골수호흡의 길이 열리는 개가를 올린다.

골수(骨髓)란 뼛속의 생명액인 진액(眞液), 또는 진물, 진수(眞水)라고 하는 체액으로, '침'이나 임파액과 같은 생명활성액을 말한다. 골수의 질적 향상과 양적으로 충만해 지면 원기양성에 큰 도움이 된다.

정통호흡에 의한 골수호흡이 가능해 지면, 골격에 숨[영양원소]이 차서 조혈과 골수생성이 원활해져 근기(根氣)가 채워지므로, 골다공증도 사라지고 심지(心地)가 바로 세워져 심신안정이 된다.

7) 숨통 열기

'숨통'이란 숨이 드나드는 폐장과 몸 전체[피부]의 체통을 숨통이라 한다. 대부분 사람들의 숨통은 사실상 상당정도 닫혀있는 답답한 상태에 있는 것이 현실이다. 숨통의 하나로 폐와 직접 연관 된 심장에 들어있는 혈액은 숨을 먹고사는 심혈존재로 숨통이 트이면 혈통도 열려서, 심혈을 기울일 수 있는 열정이 생겨난다.

그러나 현대인의 복잡한 사회구조 속에서는 두뇌의 무리한 활동에 비해 운동성 부족으로 폐의 기능이 약화되고 심장에 열이 채이게 된다. 그리하여 너 나 없이 폐의 근본성질인 사리분별의 대범성은 위축되어 생각병인 염병(念病)에 걸려, 툭하면 근심 걱정에 비관하고 심하면 혐오의 타령과 더하면 염세의 자아비판 증상에 빠지게 된다.

폐 기능의 병폐는 심각한 사회적 문란을 일으켜, 너 죽고 나 죽기 식의 불평천지를 만들기 십상이어서 하루빨리 고쳐야 할 인심소통 문제다.

숨통이 트여 폐활량이 커지고 몸통이 열리면, 심사(心思)도 넓어져 만인을 포용하는 너그러운 아량이 생기고 큰 숨인 한숨을 쉴 수 있는 여력이 생긴다.

> **알아두기**
>
> '무위도식'이란 실질적인 숨을 쉴 줄 아는 경지를 말하며, '숨을 쉰다'는 진정의미는 '휴식(休息)에 든다'는 뜻이다. 이 용어는 숨통이 열려 우주와 한 호흡을 할 수 있는 무위생명 존재의 자격을 갖춘 무위인간(無爲人間)[55]으로서의 한숨지기 무위호흡을 하는 경우를 이르는 고급 용어이다.

8) 한숨 쉬기[무위도식(無爲徒息)]

'한숨'이란 큰 숨인 하늘 숨을 의미하며, 우주생명 자체인 본래마음의 본질물성을 말한다. '한숨을 쉰다'는 것은 한없는 마음을 먹을 수 있는 역량을 소지하는 것이고, 우주의 본질을 마시는 셈이다.

이렇게 되면 체격에 관계없이 고품격을 갖출 수 있는 한량의 성품을 갖게

---

[55] 무위인간(無爲人間) : '무위'란 무한 가능성을 의미하는 것으로 인간생명을 활성화 시켜 극도로 진화하면 무위력을 발휘하는 무한존재로 계발됨.

되고, 가진 만큼 줄 수 있는 하화중생(下化衆生)의 넓은 아량심이 자연스레 발동된다.

한숨 쉬기가 능통해지면 속 시원히 숨을 들이마실 수 있게 되고, 가슴이 탁 트여 마음이 열리는 심정을 실감한다.

교단에서 사회 교육적으로 심리와 인성계발을 위한 부단한 노력을 기울이고 있으나, 인격이 말과 글로 갖춰지는 것은 아니다.

인간이 지닌 품성을 제대로 발휘하려면 먼저 숨이 차야 되고, 숨이 차려면 한숨을 쉴 줄 알아야 본격인격을 갖출 수 있다.

9) 숨 먹기

'숨 넘이'에 의한 '숨통트기'로 '한숨쉬기'가 가능해지면, 비로소 진정한 '숨먹기' 행위가 이루어지게 된다.

'숨을 먹는다'는 말은 일체유심조의 진리를 개인 스스로가 터득하는 셈이 된다. 그렇게 되면 각자가 미륵인간이 되는 것이고 재림예수가 되고 월등인간이 되는, 꿈에도 그리던 인간완성의 길이 실제로 벌어지게 된다.

숨을 먹는 행위는 결국은 나 자신을 먹는 행위[사즉생(死卽生)]로 무위행사가 실재하는 자수성가의 자위적 행위가 실천적으로 치러지는 판국이 되는 셈이다.

'숨 먹기'의 근원 행위는 뇌리[뼛속] 깊숙이 숨을 들이는 수작이다. 이런 수작은 골에 기가 차는 실속을 차리게 되고, 후속수단으로 기가 찬 행위를 해 대는 기적인간이 되게 된다.

전 인류가 기골이 장대한 대인으로 이 세상이 재구성 된다면, 그 사실만으로도 홍익인간의 실천이 이행되는 것이며, 결과적으로 이화세계의 건설에 크나큰 기반이 되는 것이다.

8. 기지개켜기의 효과

　기지개켜기는 인간에게 주어진 본연의 능력을 최대한 발휘하도록 하기 위한 최상의 수단으로써, 효력 또한 대단한 것이어서 우선은 육체적 건강에 큰 도움을 주어 갖가지 질병에서 벗어남은 물론 정신건강에의 기반이 되는 기력확보를 하도록 주선한다.
　특히 명상의 근간인 근기(根氣) 설정에 결정적인 역할을 하는 골수호흡 기능의 확립은, 인간생명 진화에 최적의 여건을 조성해 준다.

1) 건강증진과 정력 증강
　인체에 내장된 오장육부에 골고루 기운이 채워지면서 갖가지 육체적 질환들이 해소되고 정력이 증강된다.
　기지개에서는 이러한 현상들을 굳이 '질병'이라는 명칭과 '치유'라는 개념에서 벗어나려 한다.
　인간이 지닌 본래기능은 병에 걸린다거나 그 치유행위에 급급해야 하는 어리석은 위상존재가 아니기 때문이다. 다만 사람들이 이 사실을 몰라서 이해 가능한 병이나 치유라는 단어를 인용하여 쓸 뿐이다.

　우리 인간은 인류시원 이래 줄곧 생로병사와 싸움하며 나름대로의 자기진화를 개진해왔으며, 이제 바야흐로 때가되어 본격적인 인간생명 재활수작을 감행하여 그 실효를 거두려는 기대에 차 있다.
　그간의 외롭고 긴 소리 없는 진행으로 증거인물이 하나 둘 팔등신체인 완성인격체로 약진하고 있는 것은 고무적인 일이 아닐 수 없다.
　향후 이러한 무위인간 자격의 소지를 어린 청소년들에게 적용 한다면, 그 파급효과는 대단할 것으로 기대한다.

2) 자신감 회복

두뇌[머릿골]를 위시한 등골 등의 체뇌골격(體腦骨格)에 기운이 차고 육체적 안정과 근력이 강화되면서, 정신적 안정으로 마음에 여유가 생기기 시작하여, 자신감이 회복되고 남을 생각하는 이해의 폭이 넓어진다.

자신감(自信感)이란 자기를 믿는 자각능력이고 마음에 힘이 생길때 여유 있는 너그러움이 저절로 발동되는 것이다.

마음의 힘이란 심기(心氣)이고 생각의 여력인 염력(念力)이다.

기(氣)를 가지고 운용하는 기공은 어디까지나 눈에 보이는 뻔한 행동거지로 나대어 자랑한다.

그러나. 소위 심기라고 하는 마음의 위력인 염력은 '기'의 주인격인 명(命)의 명령권으로 발동하고 발휘하는 무위력이어서, 기의 기능성이나 효율성이 한계성을 지녔다면, 숨의 그것은 무한성이고 무진장 한 질과 양적 효율성을 지닌다.

사람이 자신감을 회복하여 무위력을 소지한 염력구사 기능을 발휘해서 이 세상에 나서게 되면, 못 할 게 하나 없고 안 될 게 아무것도 없는 무위세상을 꾸려갈 수 있다.

선진제국에서는 이미 이러한 인간위상의 초월기능을 연구실험 하는 것으로 알려지고 있지만, 그 이상의 구체적인 실효는 한반도의 작고 알맞은 이 땅에서 구현될 것을 믿어 의심치 않는다.

그 증거로 이제는 눈에 번히 보이는 시시(示示)한 기(氣)의 차원을 넘어서서, 눈에 보이지 않는 무시무시(無示無示)한 숨[命]이라는 첨단차원을 알아내어, 그것에서 발현되는 무위력을 응용하는 기술까지 습득하고자 하는 단계에까지 접근하고 있으니, 상당히 희망적이라 할 수 있다.

3) 긍정적 사고

 육체적 정력(精力)의 보강과 골격의 기운을 쓸 수 있는 기력(氣力)이 증강되면서 몸과 마음[精神]에 힘이 생기면, 어린아이 시절의 체질처럼 가만히 있지 못하고 부지런해짐은 물론 음주, 흡연, 마약, 놀음[게임], 성욕 등의 과도한 습관이 자연스레 절제된다.
 있으면 있는 대로 없으면 없는 대로 그것에 대한 가치를 인정하는 긍정사고를 가지는 마음부자가 된다.

 나아가 긍정의 사고개념을 초월하여 부정을 있게 하는 '긍정'이라는 원인적 요소마저 없던 것으로 하는 무위개념으로 돌려, 사실 그대로를 인지하고 직시하는 '인정' 의식을 개념화하는 단계로 나아가게 된다.
 인간이 지닌 본래의 본질성은 시비분별의 가림에 앞서 바로보고 바로알고 바로 되는 직성을 풀어, 자수성가 하여 스스로 살아가려는 의지력이 강한 자존심 존재이다.

4) 용서와 배려의 마음

 육체적 안정에 의한 정신안정으로 매사에 여유가 생기면서 모든 사안을 강자의 입장에서 용서하고 배려하는 융통성이 생겨, 기품 있는 인품이 형성되고 진인(眞人)의 자격이 갖춰지는 대인이 된다.
 '용서'란 포용력이 전제되는 융통성으로 질시보다는 대안의 대책이 마련되는 지혜가 발현될 때 생기는 무한심(無閒心)이다. 무한심이란 호흡으로 발동하는 하늘의 근원생명인 천명(天命)과 하늘의 본래의식인 천심(天心)을 먹고 마실 때 양성되는, 인간이 지닌 본래능력인 '인본능'이다.

 배려심은 용서에서 나오고, 용서는 포용력에서 감싸짐이고, 모두를 끌어안음은 한없는 마음일 때 저절로 발현되는 무위심이다.

2. 실기실행(實技實行)의 생활화

1. 기지개켜기 – 초급 단계

1) 선 기지개[서서]

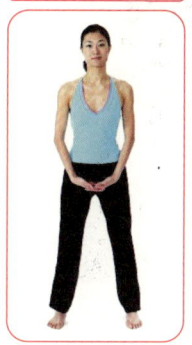
선 기지개

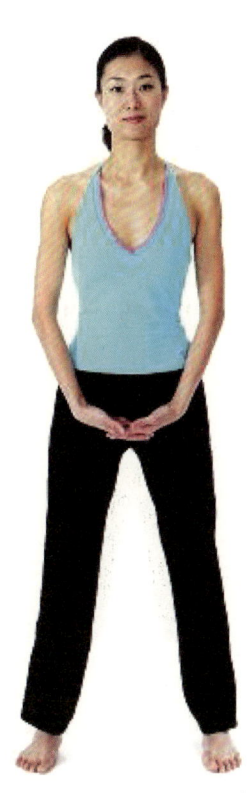

손깍지 끼고 위로 뻗기

요 령 손깍지 끼고 위로 뻗으며 들숨 / 놓으며 날숨

효 과 몸 전체 기혈 순환 촉진, 임파선(목,사타구니) 강화, 오장육부 연계 소화기능 향상, 정신력 강화.

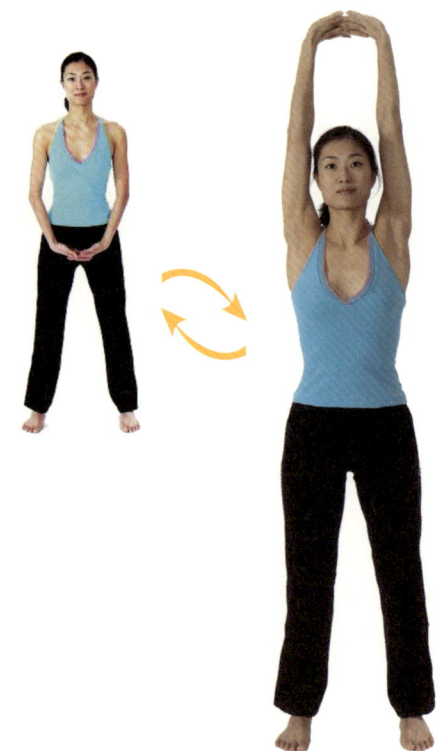

손깍지 낀 채 아래 숙이기

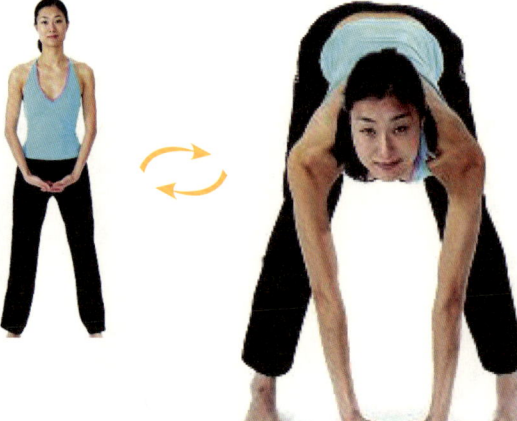

효 과 등배 경직 근육, 엉치 근육·오금 근육 이완, 독맥경락 유통, 신장기능 강화, 요추기능 강화.

주 의 머리 쪽으로 피가 쏠릴 수 있으므로 아래로 향하는 자세에선 항상 머리를 들어주어야 한다.

요 령 손깍지 낀 채 아래로 숙이며 들숨/ 펴며 날숨

숨 명상호흡 131

손깍지 끼고 등 뒤로 뻗치기

요령 손깍지 끼고 뒤로 뻗치며 들숨/ 놓으며 날숨

효과 심폐기능, 신장 기능, 대장 기능 강화, 어깨 기능 강화.

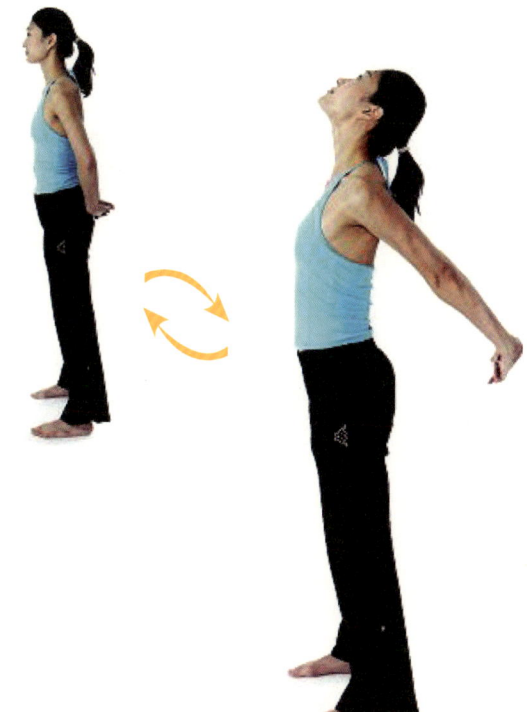

2) 반 기지개 [반 앉아서]

반 기지개

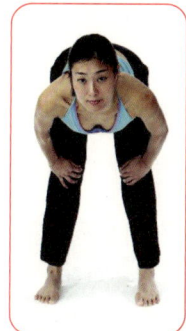

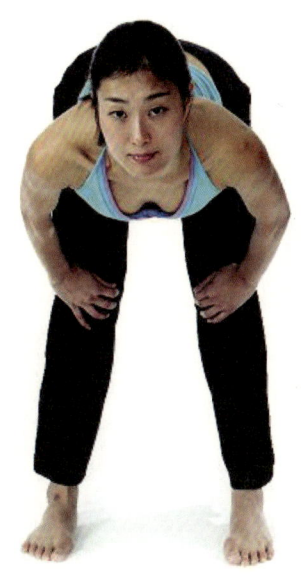

무릎 밀기

요령 허리 굽혀 양 무릎 짚고 뒤로 밀면서 들숨 / 놓으면서 날숨

효과 명문 혈 열림, 비위장 기능 강화, 요추 기능 강화, 심폐 기능 강화

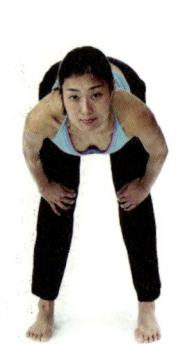
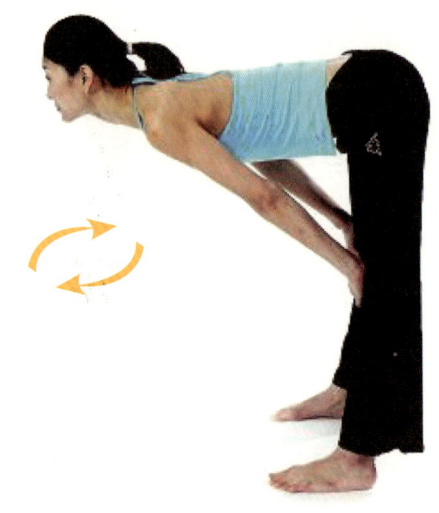

반 앉아 안무릎 밀기

요령 반 앉아 팔꿈치로 안무릎 밀면서 들숨/ 풀면서 날숨

효과 고관절기능 강화, 요추기능 강화

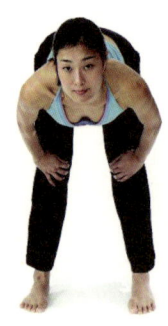
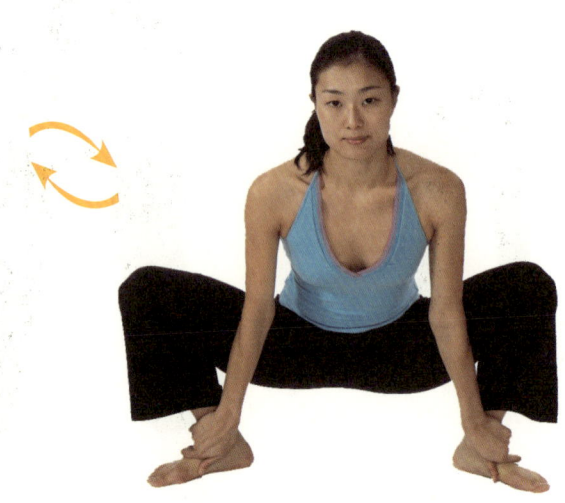

숨 명상호흡

| 한 다리 옆 뻗기 | 요령 반 앉은 채 한 다리 옆으로 뻗으며 들숨[좌우] / 풀면서 날숨 | 효과 고관절기능, 신장기능, 간 기능, 방광[자궁]기능 강화 |

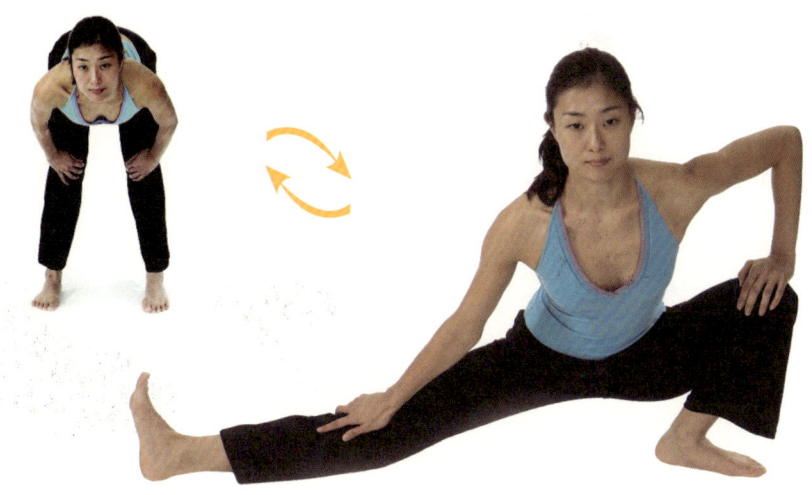

3) 무릎 기지개[무릎 꿇고]

무릎 기지개

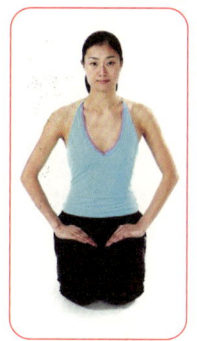
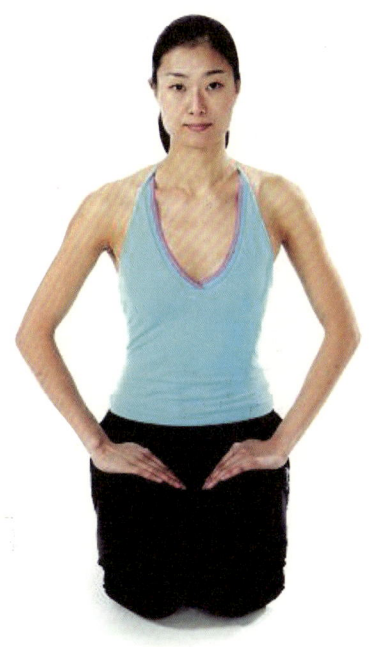

앞 숙여 당기기

요령 무릎 꿇고 양팔 앞 숙여 당기며 들숨/ 풀며 날숨

효과 어깨기능 강화, 임맥 열림[울화 해소], 독맥 열림[체증 해소], 가슴통 해소, 심폐기능 강화

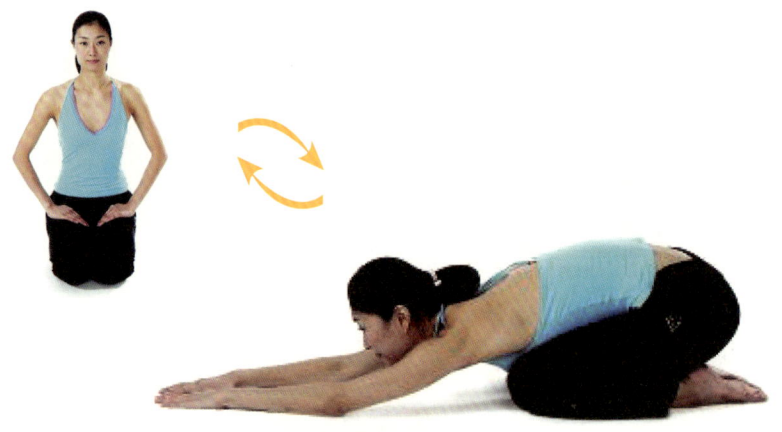

뒤 젖히기

요령 양손 뒤로 짚고 상체 젖히며 들숨/ 풀며 날숨

효과 심폐기능 강화로 생명력 향상, 갑상선 기능 강화, 임맥 열림 효과로 울화통증 해소, 체증지병 해소.

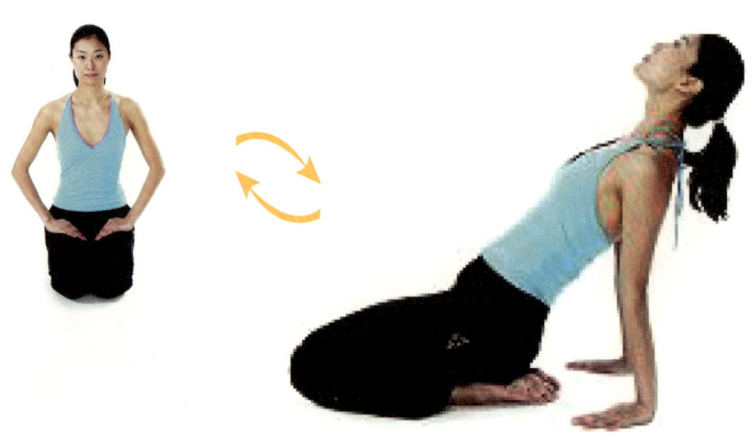

숨 명상호흡 | 135

엉치 내리기

요령   양손 짚고 양 무릎 벌린 채 양발 뒤로 모아 엉치 내리면서 들숨/ 풀면서 날숨

효과   고관절 기능, 심폐 기능, 요추기능 강화

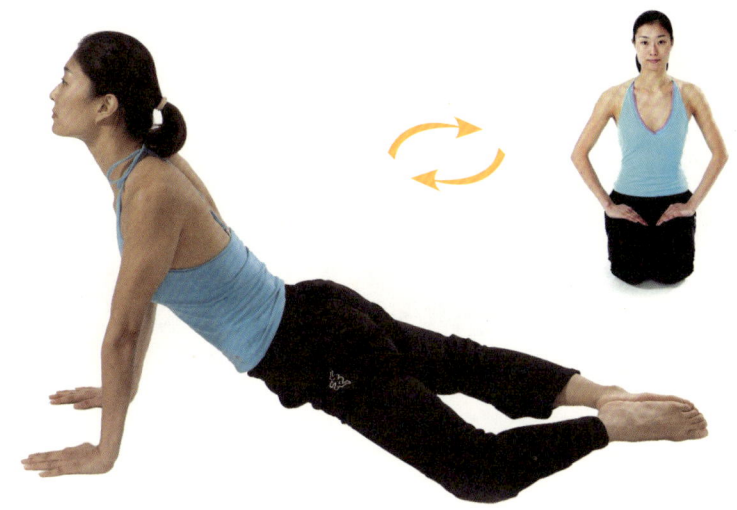

4) 앉은 기지개[앉아서]

앉은 기지개

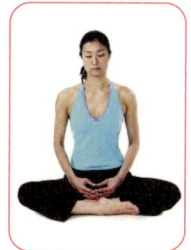

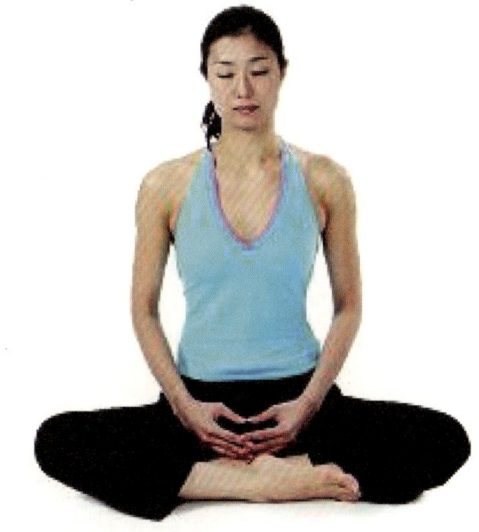

양발 모아 잡고 앞 숙이기

요령 양손 깍지 껴 양발 모아 잡고 앞 숙이며 들숨/ 풀며 날숨

효과 내관[백회, 회음간] 관통, 미추[꼬리뼈] 기능, 내장 기능 강화

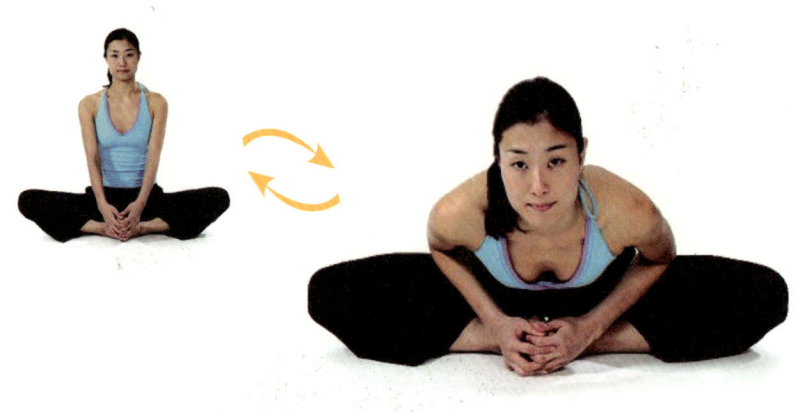

한 다리 뻗기

요령 한 다리 뻗어 상체 옆 숙이며 들숨[좌우]/ 놓으며 날숨

효과 축기기능, 방광[자궁]기능 강화, 기력 충진

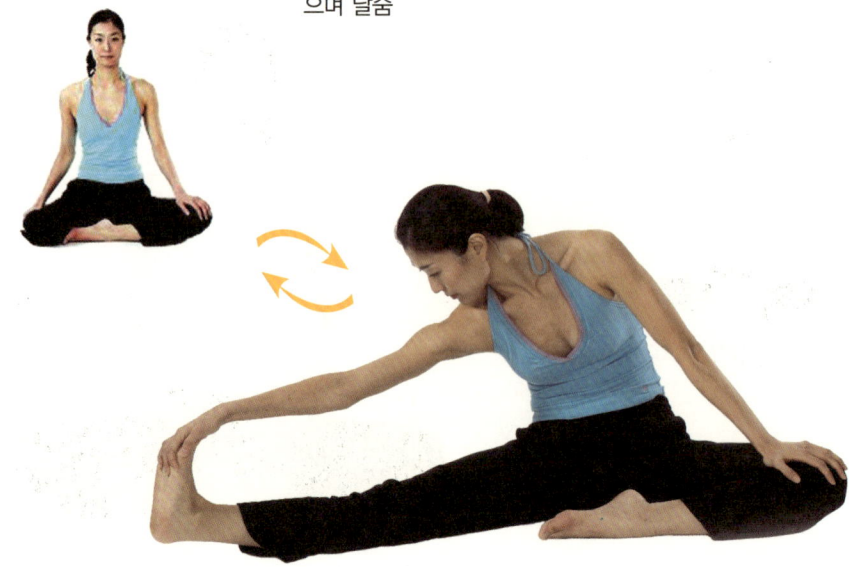

| 한 다리 뒤 접어 옆 틀기 | 요령 한 다리 뒤로 접어 상체 틀며 들숨/ 풀며 날숨 | 효과 꼬인 밸[내장] 제자리 찾기, 소화기능 강화, 피하조직 이완[기혈순환 촉진] 두뇌기능 향상, 심성안정 |

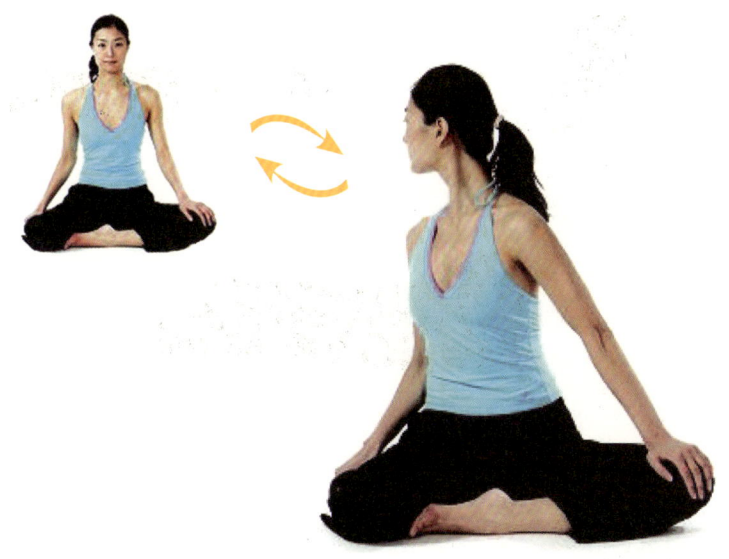

5) 엎딘 기지개[엎드려서]

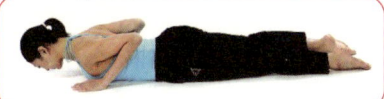

엎딘 기지개

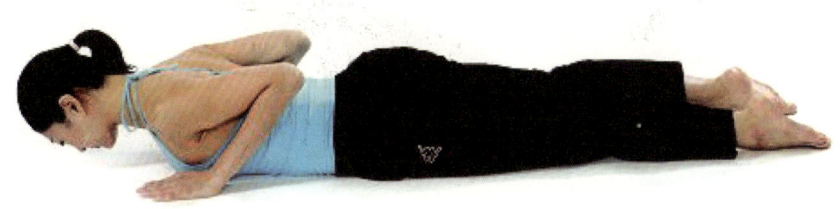

양손 짚고 상체 들기

요령 양 손 짚고 상체 위로 들어 뻗치며 들숨/ 놓으며 날숨

효과 임 독맥 유통, 심폐 기능 강화, 고혈압, 내장 기능 강화

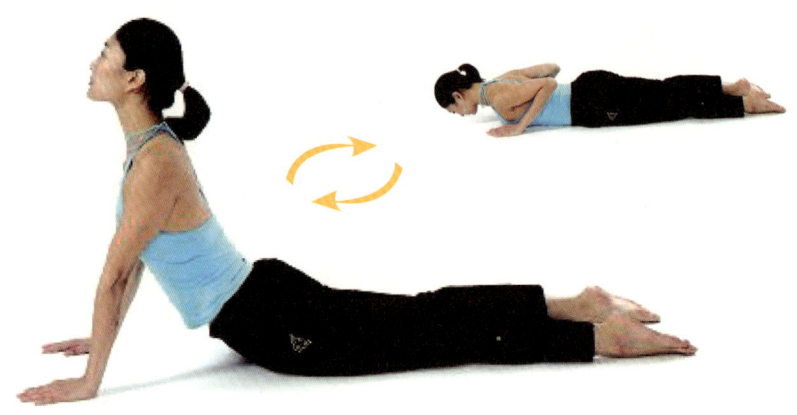

한 발 뒤잡아 당기기

효과 대퇴부 기능 강화로 비 위장 기능 향상, 충맥, 간 경락 유통, 담 걸림 해소

요령 한 발 뒤로 잡아 당기며 들숨[좌우] / 놓으며 날숨 – 좌우 교대로 실시

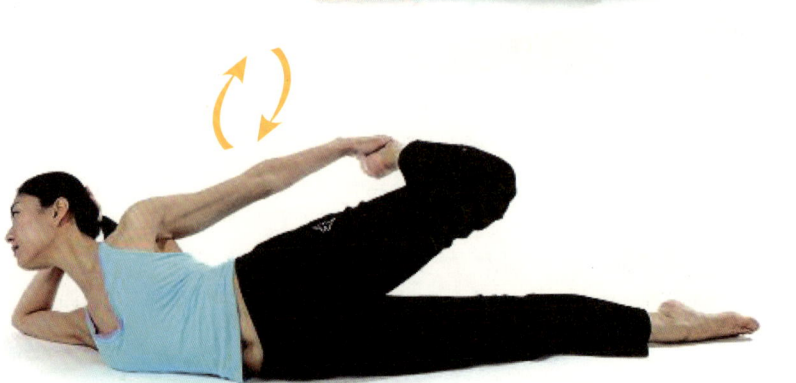

숨 명상호흡 **139**

양 발 뒤잡아 당기기

요 령 양 발 뒤로 잡아 당기며 들숨/ 놓으며 날숨

효 과 등배기능 강화로 임독맥 기경 유통, 두통해소, 척추기능 강화, 혈해[대퇴부] 기능 강화로 혈소 생성기능 향상

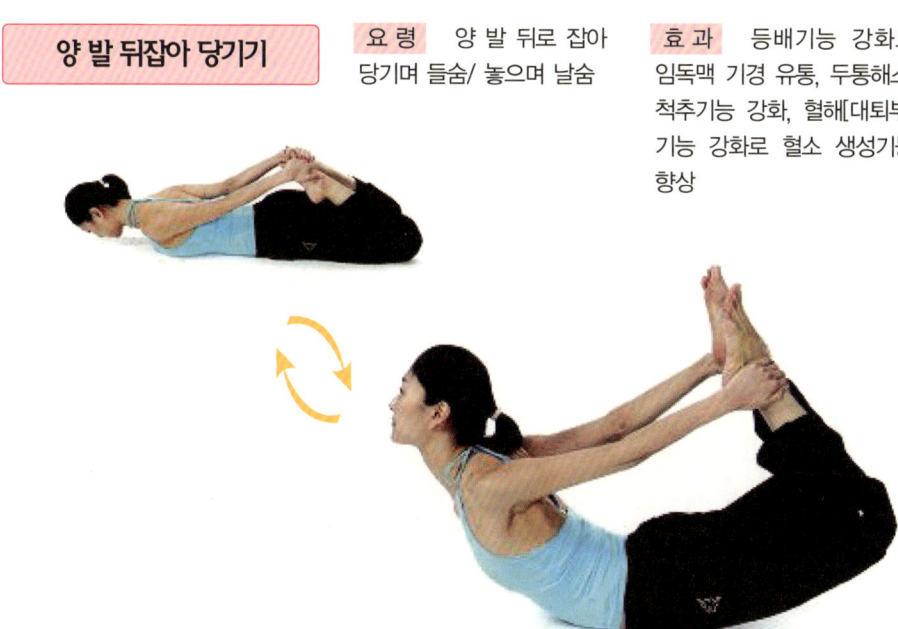

6) 누운 기지개[누워서]

누운 기지개

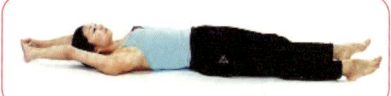

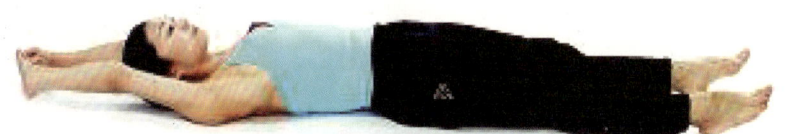

제 4 장 실행 실기편

손깍지 껴 위로 올려 좌우 틀기

요령 손깍지 끼고 위로 올려 좌우 틀며 들숨/ 풀며 날숨

효과 몸 전체 기혈 순환 강화, 사지 경락 유통 향상, 척추 기능 강화, 소화 기능 강화

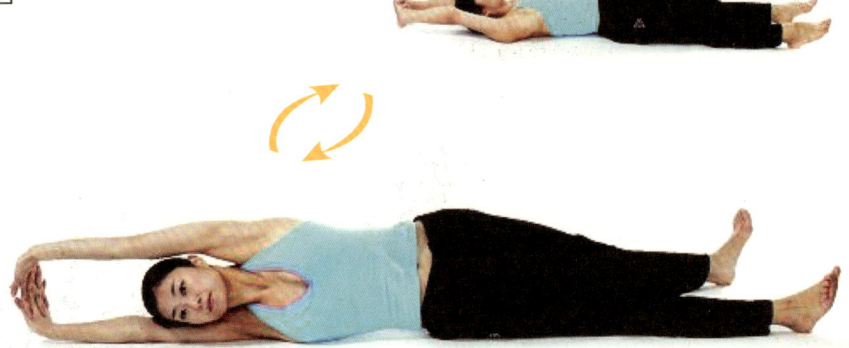

양 무릎 잡아 오므리기

요령 양 무릎 잡아 움켜잡으며 들숨 / 풀며 날숨

효과 등배기능 강화로 임독맥 유통원활, 꼬인 내장 풀기로 소화기능 향상/ 심폐 기능 원활

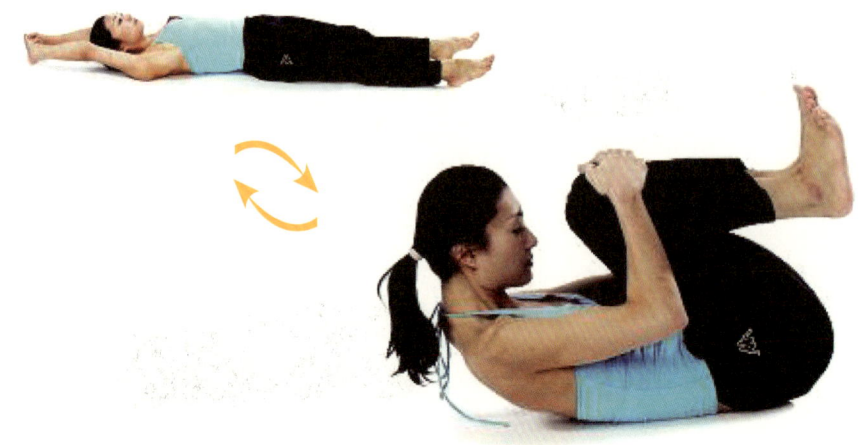

숨 명상호흡　141

| 양 다리 뒤 잡고 위로 뻗기 | 요령　양 다리 뒤로 잡고 위로 뻗으며 들숨/ 놓으며 날숨 | 효과　방광기능 강화, 신장기능 강화, 간 기능 원활, 비 위장 기능 향상 |

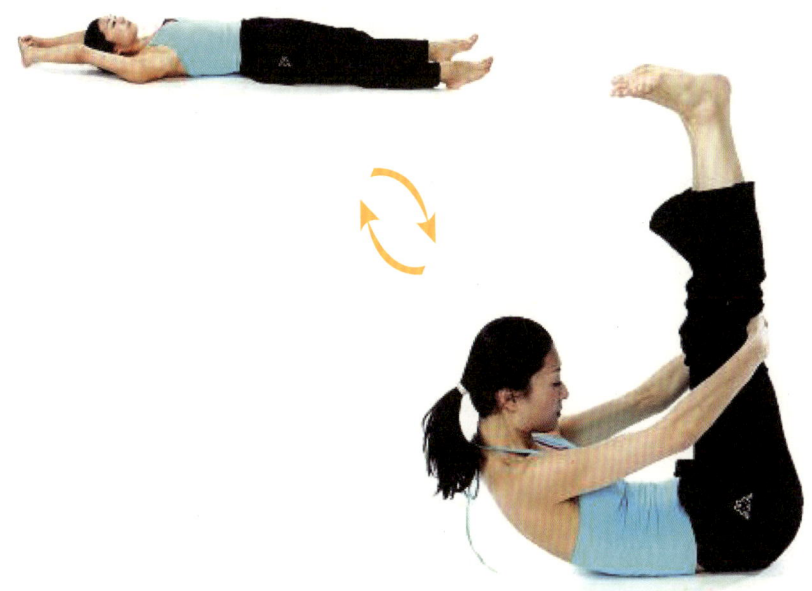

7) 누진지기[누워서]

| 편안히 누워서 |

요령　팔다리를 벌리고 누워서 양 손바닥, 양 발바닥, 정수리(백회)로 의식을 내보낸다.

※주의 : 누진의식시엔 뇌(골)에 힘을 주지말고 의식만 주어야 하며, 무엇을 내 보낸다는 가늠을 하지 않아야 한다. (인간이 지닌 의식으로는 사실상 선악을 가려낼 수 없기 때문이다.)

효과　불면증, 우울증 등 불안, 초조의 정신적 질환 해소, 심신안정

8) 누진지기(漏盡至氣) 해설

① 누진지기 의미 새기기

　누진지기(漏盡至氣)란 말은 세상에 처음으로 나오는 천기(天氣)를 다스리기 위해 누기(漏氣)가 되도록 하는 수작걸기이다.
　누진지기는 기의 주인격인 본질생명의 천명(天命)이 천기를 좌지우지 하기 위한 절대적 명령어이다. 누진(漏盡)이란 몸에서 기가 다 새어나가게 하여 몸에 남아있는 잡끼에 해당하는 천기를 없애 버리고 천명만 남게 하려는 고급의식 행위이다.

　누진지기 행위의 중요성은 천기누설(漏泄)이라는 누기누진에 이어 동시에 출신(出神) 수작을 걸게 하는데 있다. 우리가 숨으로 먹고 마시는 공기 속엔 천기를 포함한 잡기와 함께 천신(天神)을 포함한 잡신이 우글거린다.
　이러한 천신(天神)을 비롯한 잡신을 부리기 위해 그들의 주격(主格)인 천심(天心)의 심산(心算)으로 이심전심(以心傳心) 수법을 동원하고, 호흡에 의해 몸과 마음에 스며든 객격(客格)인 신끼를 내보내는 '신출(神出)내기'와, 영(靈)에 깃들어 있는 '혼(魂)내기'를 위한 언질(言質)수단으로, 잡신인 신령(神靈)의식을 포함하는 천신을 내보내는 자구노력을 하게 하는 행위가 누진수업이다.

　잡스러운 신령끼(神靈氣)를 내보내는 수작은 결과적으로 마음 비우기의 실재효과가 일어나는 것이다. 비워지는 마음이란 바로 천신끼와 신령끼의 매질의식인 잡것들이고, 비워진 마음이란 다름 아닌 천심과 천명인 본질의식의 진심과 원명인 '본때'이다.
　기지개 호흡으로 온갖 의식을 들이마시고, 명령으로 신령의식을 뱉어내어 본래의식인 근원생명만 체내에 남게 하려는 의도는, 신령의식은 다름 아닌 남의 잡의식이므로 호흡할 때엔 고를 수가 없다. 그래서 고래가 물과 고기를 다 들이켰다가 수염으로 걸러내어 고기만 먹듯, '누진지기'의 명령법으로 잡것을 골라내고 숨[命]만 먹으려는 고차원 수단의 고등호흡 수법인 것이다.

2. 명상(冥想)

'명상'이란 '모든 것이 죽고 없는 어두운 꼴을 그려 본다.'는 의미이다. 자기의식으로 자신의 정신(精神體)를 잠재운 가운데 탈태수작에 의한 환골수임이 이루어지도록 수련수행 하는 것을 말한다.
명(冥)이란 어두움이고, 어둠은 곧 '죽음'인 '잠'을 의미한다. 명상이란 죽은 모습의 그림 또는 잠든 모습을 의식적으로 인지인식 하는 사실상의 실질행위이다.

여기서 유념할 것은 잠이나 주검이나 다 같은 맥락의 잠재상태를 의미한다. 잠잠함이란 나 죽었소 하는 '숨죽임' 행태의 잠자코 죽어지냄을 말 한다. 이러한 행상의 행태는 누에나 매미의 번데기로의 생리작용에 의한 변태행위와 같은 것이다. 곤충들의 그것이 외형적 변환이라면, 우리 인간의 생태 변이는 생리적 세포구조의 내적 변태로, 일상생활을 영위해 가면서 골수조직 등의 생명인자를 환골해 내는, 겉으로 봐선 도무지 알 수 없는 감쪽같은 무위행으로 수련수양을 한다.

명상을 정의하자면 일반적으로 알고 있는 눈 감고 적정에 빠져드는 신선놀음이 결코 아님을 주지해야 한다.
신선놀음에 도끼자루 썩는 줄 모른다는 말은, 사람으로 살아가는 가치는 자기도취에 빠진 노라리가 아닌, 보다 잘 살기 위한 자구노력과 자기개진에 있음을 지적하는 일침의 언질이다. 도끼라는 도구는 땔감을 장만하고 소용시설을 제작하는 요긴한 장비인데도 그 도끼자루가 썩는 줄 모르는 것은, 도끼가 지닌 본연의 가치를 망각한 무책임한 행각이라는 비아냥거림의 우스갯소리인데도, 마치 도통군자의 그럴듯한 군자행의 덕목으로 오인하는 경향이 있다.

생명체는 눈만 뜨면 당장 끼니를 때워야 하고 가족을 보살피고 나라의 안녕을 다스리는 자가 도통군자의 덕목이자 책임소치이다. 수염이나 쓰다듬고 인자한 눈길을 건넨다고 자비가 아니다. 만민이 굶주리지 않게 식량을 마련하고 추위에 떨지 않게 필요설비와 장비를 주선하고, 정신을 바로 차리게 올바른 의식을 갖추도록 선처함이 진정한 자비이고 사랑이다.

그러나 그것도 한 시절의 지나간 이야기이고 이제는 자비와 사랑마저도 무위로 돌려버리는 무한심(無限心)을 소지하려는 것이다. 자비심인 이타심에는 이기심이란 반면이 도사리기 십상이고, 사랑의 이면에는 미움이라는 반대급부가 전제될 수 있는 양면성이 있게 마련이다.

이도 저도 아예 없던 것으로 돌려버리면 늘 그런 항상심(恒常心)인 무한한 마음이 있어야 되는데, 이 마음이 바로 명상의 궁극목표인 무위력에 의한 무위심인 것이다.

 기지개켜기 – 중급단계

1. 기지개 켜기

중급 단계의 기지개 동작은 약간 변이동작으로 짜여 지나, 자기 체질이나 취향에 맞게 스스로 알아서 동작 자세를 찾아서 하되, 들숨정도가 깊어지는 정도에 따라 다른 수련과는 반대 현상으로 숙달될수록 동작 자세는 간단해 지면서, 숨이 깊은 만큼 좌우로 움직이는 동작으로 몸 구석구석 숨이 차도록 용쓰기를 해준다.

1) 선 기지개 [서서]

목 뒤로 팔꿈치 잡아당기며 몸 틀기

요령 목 뒤로 팔꿈치 잡아당기고 좌우로 몸 틀며 들숨, 풀며 날숨.

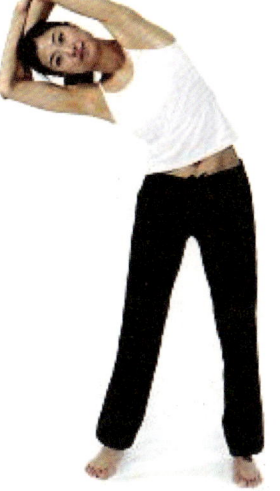

팔 뒤로 잡아 옆 틀기

요령 팔 뒤로 잡아 옆 틀며 들숨, 풀며 날숨〈좌우〉.

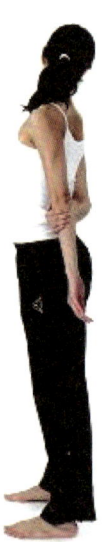

2) 반 기지개 [반 앉아서]

한 발 잡아 옆 틀기

요령 다리 벌려 무릎 잡아 옆 틀며 들숨, 풀며 날숨〈좌우〉.

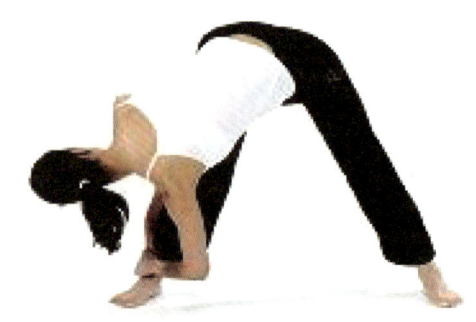

한 무릎 짚고 한 다리 뒤로 뻗기

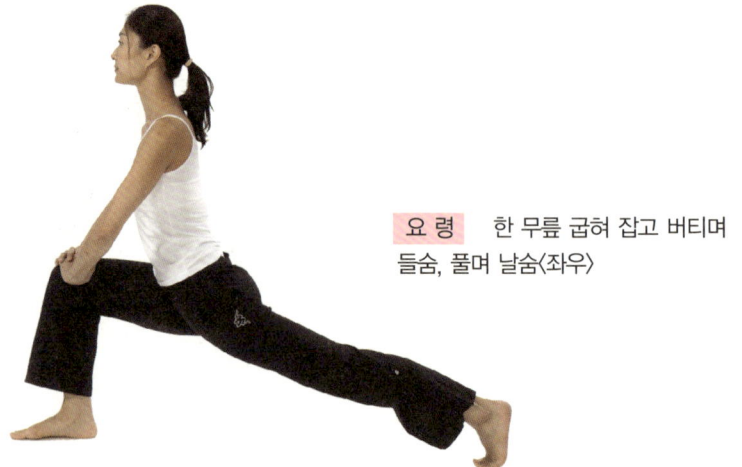

요령 한 무릎 굽혀 잡고 버티며 들숨, 풀며 날숨〈좌우〉

3) 무릎 기지개 [무릎 꿇고]

한 무릎 꿇고 양손 앞 짚어 한 다리 뒤로 뻗기

요령 양손 앞 짚고 한다리 뒤로 뻗으며 들숨, 놓으며 날숨〈좌우〉

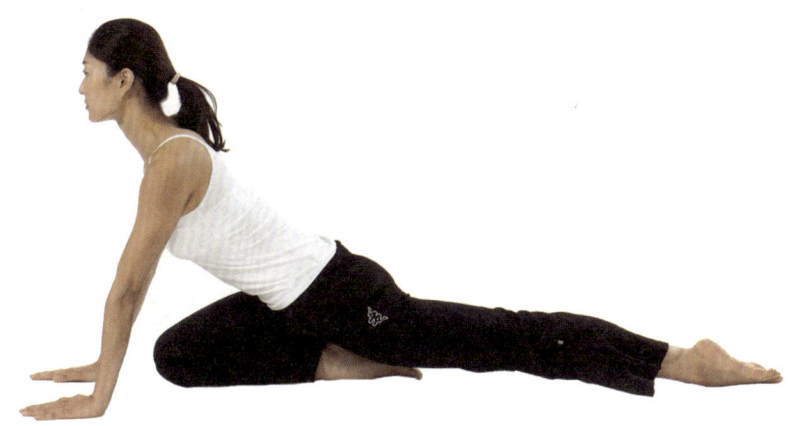

땅 짚고 뒤로 깊게 젖히기

요령 한 무릎 세워 양손 앞 짚어 한다리 뒤로 뻗으며 들숨, 풀며 날숨

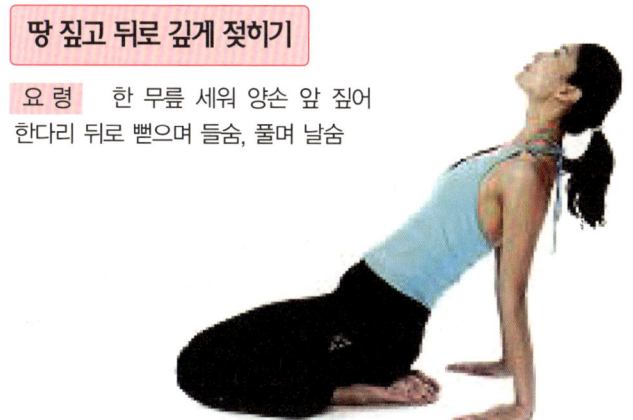

4) 앉은 기지개 [앉아서]

한 무릎 세워 잡고 옆 틀기

요령 한 무릎 세워 잡고 옆 틀며 들숨, 풀며 날숨〈좌우〉.

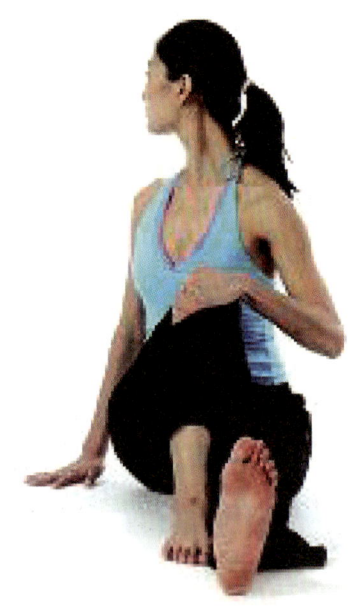

양다리 벌려 상체 옆 틀기 **요령** 양 다리 벌려 옆 틀어 숙이며 들숨, 풀며 날숨〈좌우〉

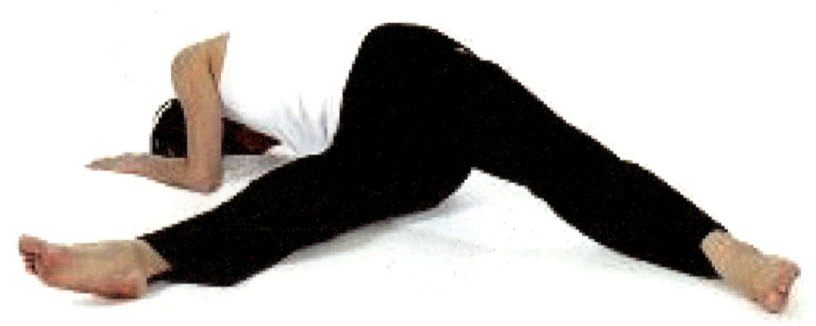

5) 엎딘 자세

한 발 뒤잡아 옆 틀기

요령 한 발 뒤잡아 옆틀며 들숨, 풀며 날숨〈좌우〉

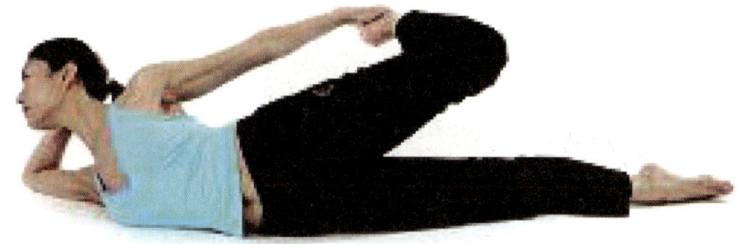

양 발 뒤잡아 당기기

요령 양 발 뒤잡아 당기며 들숨, 풀며 날숨.

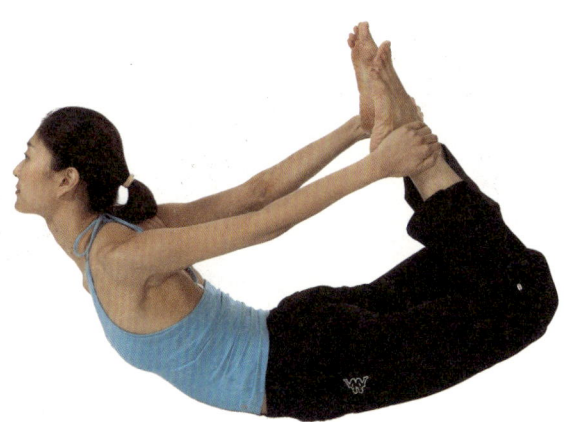

6) 누운 기지개

한 무릎 잡아 옆 틀기

요 령   무릎 잡아 옆 틀며 들숨,
풀며 날숨 〈좌우〉

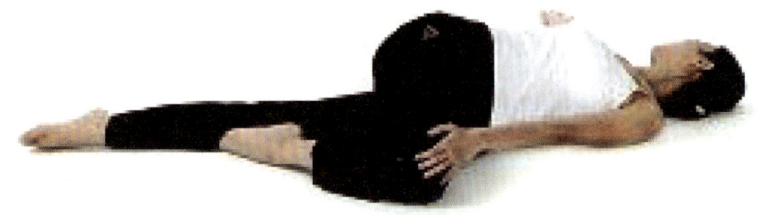

한 무릎 움켜잡아 오므리기

요 령   한 무릎 움켜잡아 오므리며
들숨, 놓으며 날숨〈좌우〉.

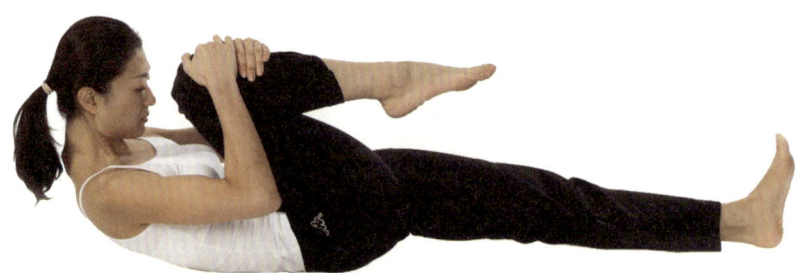

7) 누진지기[앉아서]

편히 앉아서

요 령 중급 수준의 요지는 누진으로 신령끼(神靈氣)를 빼내어 본격수행 수련에 들어가는 명상수업을 준비한다. 기지개 호흡으로 가리지 않고 마셨던 숨 중에, 필요 외의 남의 의식인 신령의식을 포함하는 천기(天氣)와 천신(天神)도 잡것이므로, 이것저것 가리고 자시고 할 것 없이 다 내보내면 순수 의식인 본래마음[本心]과 근원생명인 숨[元命]만 남도록 인체의 생명체계는 생리적으로 구조되어 있다.

유 의 누진이 숙달되어 마음이 놓이게 되면 쓰러질 수 있으므로, 지형지물에 기대어 앉는다.

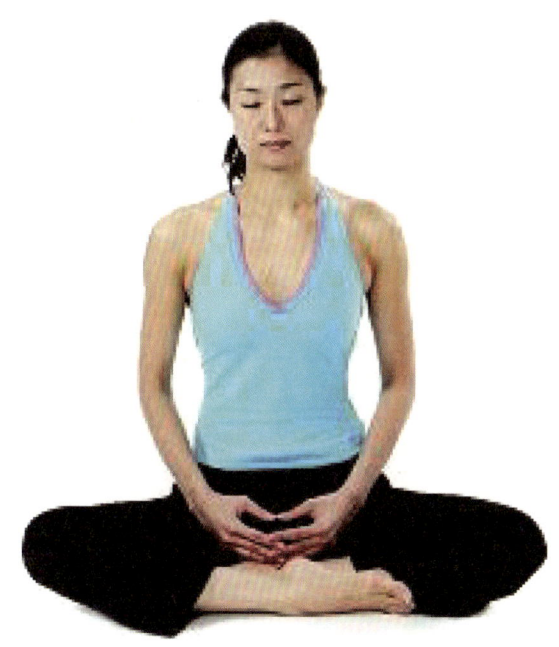

알아두기

'나'라고 하는 정신체에 필요한 호흡으로 들어오는 모든 의식은 원명, 본심 의식을 비롯해 신(神)과 영(靈)과 기(氣) 의식으로 신령의식 또는 신령끼(神靈氣)라 한다. 나 이외의 다른 기나 신은 천기와 천신을 비롯해 잡기와 잡신인 타신(他神), 타령(他靈)이므로 호흡수행 뒤엔 반드시 빼 내어야 한다.

왜냐하면 원본인 명심의식 이외는 타 의식인 잡의식이므로, 남의 의식을 빼 내지 않으면 타 의식에 지배되어 정신이 팔려, 자기본성을 잃는 실성(失性)현상 이 일어나서, 빼도 박도 못하는 신세타령의 처지가 되어 버리기 때문이다.

참 고

기지개켜기에서는 어디까지나 중급 단계까지의 수준만을 연마한다. 그 이 상의 고급수준 단계는 육체수작이 아닌 정신수행인 순전의식 공부이다.

호흡도 우주호흡인 무의식 호흡을 하며, 굳이 억지스런 깊은 호흡이나 기지 개 동작을 필요로 하지 않는, 수작걸기로 하는 억지 자세에서 벗어나 자연스럽 게 저절로 되는 무위도식에 의한 실질 명상에 들기 때문이다.

8) 명상(冥想)

① 내가 없다는 생각으로 주문걸기

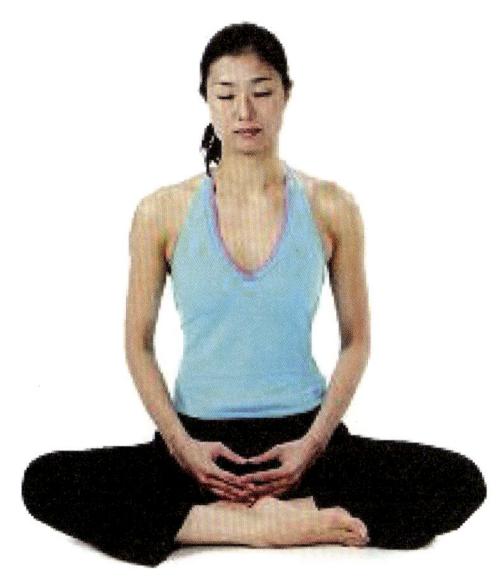

요령 기지개로 기가 온몸에 차게 되면, 몸과 마음에 힘이 생기고 맑고 깨끗한 느낌이 들면서 명상(冥想)56)이 저절로 된다. 가만히 눈을 감거나 뜨고 앉아서 의식을 넓은 우주 공간에 두고 '내가 없다.'는 생각을 암시하여 주문(呪文)57)을 건다.

---

56) 명상(冥想) : '삶'이란 몸이 있어야 요지경관의 밝은 세상을 구경을 할 수 있는 명약관화(明若觀火)의 확연함이고, '죽음'이란 몸이 없는 마음뿐이어서 어두컴컴한 유명(幽冥)의 암흑세계이다. 정신수련으로 적정지경에 들면 '나'라는 자신이 사라지고 없어, 유명을 달리하여 어두운 '저'의 꼴이 우주공간이 되어있는 장면을 그대로 보고 있는 숙성상황 현상.〈눈을 감고 침잠에 드는 것은 묵상(默想)이지, 명상이 결코 아님을 명심해야 한다.〉

57) 주문(呪文) : 원하는 대로 깨닫게 하고 뜻하는 대로 이루어지게 하는 소원수리.

② 자기를 없애고 객심(客心:잡신)을 내보내기

요령 머리를 지워버리고 본래마음을 우려내어 간절한 소원으로 자기[精肉:몸]를 없애고 객심인 색신[色神:갯마음]을 내보내어, 자기 자신의 '성질이 죽어 형편없음을 보는' 지경에 들어가게 한다.

효과 폐첨호흡의 완숙도에 이은 피부호흡이 진행되면서 24개 정경락의 유동기 확장과 8개 기경락의 유동기 강화로 기혈 순환이 원활해지면서, 드디어 몸 전체를 화통시키는 사해(四海)혈이 열리도록 기반을 다지는 중대 역할을 한다.

＊이상으로 명상의 기초훈련은 개략적인 것만을 숙지토록 하고, 보다 필요한 것은 명상의 기초기반이 되는 근기확보에 주력하여 기본을 충실히 해야, 향후 실질 명상에 들 때 애 먹지 않고 효과적인 효율성을 얻어낼 수 있게 된다.

2. 호흡실행

1) 명문호흡(命門呼吸)

명문호흡이란 일반적으로 피부호흡이다. 체표에 형성된 숨구멍[명문(命門)]을 일러 땀구멍이라 하기도 하고, 그 숨구멍이 막히지 않도록 솜털이 난 형태를 두고 모공(毛孔)이라하는데, 모공인 숨구멍으로 호흡되는 생리현상을 피부호흡이라 하는 것이다.

사실상 숨구멍 호흡인 명문호흡은 전신호흡을 하는 것이며, 일명칭 피부호흡이 강화되면서 한숨의 강도가 향상되면, 몸 전체의 감각기능이 예민해지고 피부가 늘 시원한 느낌으로 갑갑하던 마음이 트이면서 자신감이 생겨, 나 보다는 남을 생각하는 마음이 앞서기 시작한다.

숨을 먹는 행위는 일단은 남의 마음을 먹는 꼴이 되는 것이고, 사실상 자기 마음을 먹는 셈이 되어, 결국은 내 마음과 남의 마음을 함께 먹는 결과로써, 남과 나 우리 모두의 마음을 늘 먹고사는 내 목숨이 남의 목숨이자 서로의 목숨인 우리 목숨이 된다.

그러한 연유로 우리 민족의 '우리' 개념은 서로가 하나의 숨을 먹고 마시는 '한숨지기'에서 비롯되었다. '한'의 어근(語根)과 우주와 사람이 한통속인 우리의 공생공존 사실생활을 바탕으로 한, '한우리' 개념의 어원을 지닌 우주생명 전체의 통일성 명칭이다.

(1) 관통(貫通)

폐첨호흡의 숙달로 내장 전체에 기운이 차고 아랫배인 관원혈[단전자리]에 축기가 되면, 인체 부위의 부분개혈(開穴) 현상이 일어나는데, 백회혈 부위와 명문혈[허리부위] 부위의 개혈이 두드러진다.

특히 중단전이라 부르는, 가슴에 폐경의 기경락인 임맥이 뚫리면서 심한 고통을 겪기도 하는 것은, 닫혔던 마음이 열리는 개심의 개혈현상이다.

부분개혈이 진행되면서 온몸의 명문[숨구멍]이 활성화 되면, 점차 상하 직통개혈 현상이 일어나는데, 백회에서 회음부까지 하나의 직통 수직관[파이프]이 형성되는 느낌의 관통현상이 생겨, 속이 텅 빈 상태의 우주와 내 몸과의 호흡이 관통체계 지경에 이르게 된다.

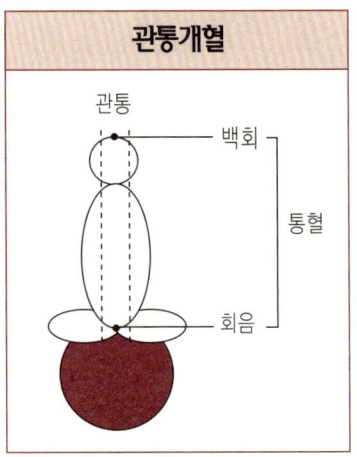

이쯤 되면 우주생명과 인간생명의 상관관계를 직감하게 되고, 우주와의 한 호흡을 하는 한통속의 상통의식 호흡수작이 걸리기 시작한다.

우아일체감이 감지되기 시작하는 단계로 접어드는 것이다.

(2) 직통(直通)

관통에 이은 숨길트기 요령이 생기게 되면, 인체의 겉과 속인 내외(內外)의 소통이 이뤄지면서 우주와 내가 한통속이란 상통의식이 역력해 진다.

몸 속은 개체의 체내(體內)이지만 몸 밖은 막 바로 나 밖의 우주공간이다.

몸과 공간 사이에는 피부라는 격막이 있어 경계가 설정되므로, 내외지간에 격리현상이 생겨 몸인 시간성과 허공인 공간성이 맞닿은 현상이 있게 된다. 이런 현상을 두고 찰나지간(刹那之間)이라 한다.

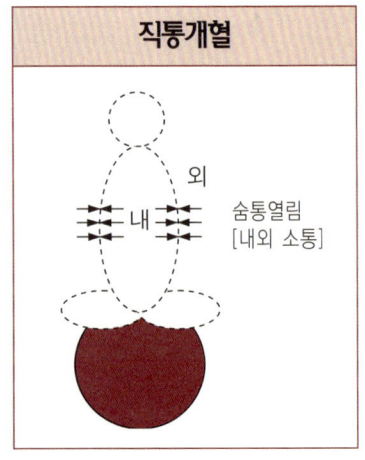

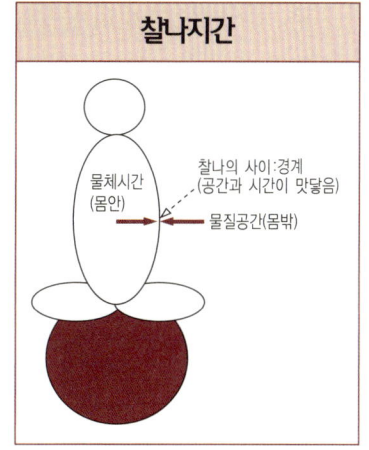

찰나지간의 정의

'찰나'의 정의는 전체공간인 허공과 별과 같은 형체의 몸 사이의 격세지간을 지칭한다. 찰나란 공간적인 거리개념이나 시간적인 속도개념의 이원성이 아닌, 3차원 전체공간과 4차원 개체시간과의 동시동거 처지를 형용하는 2개 차원의 공생공존 용어이다.

직통은 장차 '몸 밖'인 허공간과 '몸 안'의 시한적 경계가 사라지는 초기현상이다.

직통으로 연관된 통관의 범위는 점차 넓어지면서 내외소통 현상이 일어난다.

다시 말해서 공간과 시간이 무위개념으로 돌아가는 상통현상의 새로운 지경인 2차원적 초월현상으로 무차원론이 성립된다.

'직통'의 의미는, 몸이 없는 의식수준인 무아지경에 입문하는 과정에 들어서는 것이다. 몸이 없다는 것은 몸이 잠잔다는 의미이고 '잠이 잔다'는 건 '죽음'과 같은 적정(寂靜) 의미이다.

죽음의 경지는 곧 명상을 뜻하므로, 비로소 '숨 명상'의 경지에 들어서는 셈이다.

'직통' 현상은 우주공간과 인체 피부와의 경계가 사라지고 찰나지간 마저 없어져 내외 소통에 의한 무위의 지경에 드는 것으로, 나는 곧 우주라는 직감이 지배적으로 의식화 된다.

이제 우주인 하늘을 대신해서 인간된 도리로서 해야 할 일이 무엇인가를 스스로에게 따져 묻게 되어, 좁은 소견에서 벗어나 대의명분을 찾는 대장부가 된다.

나는 누구인가.

나는 하늘에서 동떨어진 하늘사람[천인(天人)]으로, 하늘을 대신하여 다시금 하늘을 돌보는 대장부인 지아비로서의 진인사대천명(盡人事代天命)하는 하늘생명[天命] 존재이다.

(3) 십구통(十口通)

'십구(十口)'란 10개의 구멍이 아닌 완성체[十口]를 통틀어, 열린 통개구(通開口)를 말하는 것이다. 인체에 나 있는 구멍은 외부와 화통되는 부위이다.

십구통(十口通)의 사실상 진정의미는 십통[十通]이라 하여, 외부로 드러난 숫적 구멍이 아닌 몸 전체의 열린 구멍인 숨구멍의 열통(熱痛:十通)이 터지는 [開通] 통혈현상을 이르는 말이다.

십구통으로 몸통이 완전히 열리는 것은 사해(四海)가 열리는 것이다.
팔등신체가 균형을 이루어 팔방통이 되는 달인이 되는 것으로 사통팔달의 방통기능이 달통하는 팔방미인이 되는 것이다.
기지개를 켜는 궁극목적은 온통(穩通)인 십구통에 의한 인간생명 진화의 근기를 마련하여, 천기와 천신을 포함한 잡기와 잡신을 소제(掃除)하고 천명과 천심의 숨은 의식과 상통하는 소통세상을 열게 하는데에 있다.

2) 골수호흡[뇌리호흡(腦裏呼吸)]

뇌(腦)는 곧 골(骨:뼈)이다. 골수라고 하는 뇌하수체는 두뇌인 머리의 두개골만이 아닌 몸 전체의 뼈를 골이라 하는 것이고, 이는 곧 '뇌'라고 이름하는 것이다.

'뇌리(腦裏)'란 골속[뼛속]을 지칭하는 한자어로써, '뇌리호흡'은 항간의 두뇌에 문향을 그려 새기는 '뇌호흡'과는 전혀 다른 차원의 숨호흡을 하는 무위호흡이다.

뇌리호흡은 골[뼈, 뇌]속 깊이 숨이 들어가게 피부로부터 호흡하는, 기술적인 수단을 골수호흡이라 하기도 하는 심호흡[깊은 숨]을 말한다. 뇌리호흡이란 뼈[골, 뇌]속 깊이 숨이 들어가는 기능을 배양하는 것이다.

골수에 숨이 차게 되면, 몸과 허공의 경계가 없어지고 우주와 내통하는 한 통속의 하늘과 한 몸인 우아일체 의식의 상통지경이 되어, 늘 그렇게 우주의식인 전체의식으로 살아간다.

뇌리호흡이 통달되면 사실상 두뇌의식은 사라지고 머리가 없는 두무장상(頭無將相)의 경지로 오로지 순수마음[心性]인 천심(天心)을 유효적절히 소용하는 능력이 배양된다.

그리하여 현재 인간체위 수준의 겉[체표]과 속[뼈속]이 다른 표리부동 체위에서 표리동등 체격이 되어 열통이 터지면, 뇌리호흡으로 골속에 기가 차서 피부의 체표와 뼛속의 뇌리와 격막이 없어져 내외소통이 되므로, 겉과 속이 다르지 않은 부동자세 형편에서 동등자세의 체격이 되어 숨통이 터진 우아한 인격의 소유자가 된다.

인체의 내외간에 격막(膈膜)이 거두어 져서 겉과 속이 같아지면, 속을 일도 속일 일도 없어져 피차일반의 솔직담백한 사이가 되어, 서로 믿고 의지하는 신뢰사회를 이루어 나갈 수 있게 된다.

(1) 한숨 인격체

'한'은 전체하늘의 이름이고 한숨은 하늘 숨을 말한다. '하나'는 개체인 사람을 지칭하고 몫숨은 사람의 모가치 숨인 객숨을 의미한다.

숨통이 열린 표리동등 자격의 호흡능력은 하늘과 한 호흡을 하게 되므로, 개체 숨인 몫숨을 버리고 하늘 숨인 한숨을 쉬는 무위존재 자격을 갖춘 대장부의 인격체가 되게하는 기능이다.

장부(丈夫)란 하늘의 이치인 천문(天文)을 엮어 세상을 꾸려갈 줄 아는 역꾼(易君)의 일꾼을 일컫는다. 또한 진화인간 자격의 하늘아비인 지아비[夫:ㅈ

그애비]로써, 하늘의 자식으로 이 세상에 나와 성장하여 철들면, 저의 아비인 하늘을 대신하여 세상 살림을 돌보는 적격자를 말한다.

(2) 기골장대(氣骨壯大) 골격

'기골이 장대하다' 함은 몸통인 체격이 크다는 뜻이 아니라 '골수에 기가 들어차 골격이 갖춰진' 고품격 자격자를 말한다. 기골이란 기가 찬 골격[뼈대]을 일컫는다.

체격의 골이 찼다고도 하는 알찬사람을 일컫는 것이고, '장대'하다는 말은 '건장하고 대단하다'는 뜻을 지닌 위풍당당한 위인을 지칭하는 말이다. '기가 찼다'는 의미를 다른 말로 '참 하다' 하는 것으로 '참'이란 '참된 것이 들어찼다'는 뜻이다.

기골이 장대하면 인품이 격상되어 진정한 진골인간이 되고, 성품이 그럴 듯한 품격 있는 성현의 진인(眞人:참사람)이 되는 것이다.

3) 무위호흡(無爲呼吸)

(1) 무위자연(無爲自然) 호흡

기골이 장대해지면 드디어 기지개 동작을 하지 않고도 한숨을 쉴 수 있는 자격이 갖춰져서, 우주와 함께 배맞춤 호흡을 하는 무위자연 호흡을 무의식적으로 하게 된다.

폐첨호흡과 명문호흡, 뇌리호흡을 동시에 하게되어 무위력 행사를 하는 무위도식 인간이 되어 우주와 한 호흡을 하는, 그야말로 우주호흡을 하고 사는 무위자연의 자유인간이 되는 것이다.

(2) 무위도식(無爲徒食)

때가 되어 배가 고프면 밥을 먹듯 숨도 때가 되면 언제고 먹을 수 있는 능력이 배양되어, 일부러 숨을 마시는[공기호흡] 유위행사를 없던 일로 돌리고, 무의식적인 도식[시도 때도 없이 숨을 먹음] 행위를 서슴없이 아무 때고 하는 자유행사를 무위적 도식행위라 한다.

인체의 생리적 현상을 살펴보면 해가 떠 있는 동안에 소진했던 근원 생명원을 밤 시간인 잠 속에서만 섭생하도록 구조적 조건이 갖춰졌다.
그러나 호흡훈련으로 무위호흡 기능이 배양되면, 밤낮을 가리지 않고 시도 때도 없이 아무 때나 숨을 골라먹는 조식능력을 할 수 있게 되는데, 이렇게 실행하는 것을 '무위도식'이라 한다.

밥을 먹고 숨을 마시는 행위를 자위적이고도 자유롭게 하는 생명활성 기능의 무위행사 행위를 무위도식(無爲徒息)58)이라 하는 것이다.
기술적으로 설명을 하자면, 무위도식이란 숨을 골라먹는 행위로 신령끼인 신령의식을 온전히 누진해 버리는 수작이 습관화되면 생명력이 자동 발동되어 숨만 골라먹는 운기조식이 저절로 된다.
사람이라면 모름지기 무위도식을 서슴없이 실행하는 '걸인(乞人)'으로 거듭나서, 세상과의 한판승부에 두 팔을 걷어부치고 나서야 할 시기임을 명심해야 할 것이다.

---

58) 무위도식 (無爲徒息) : 속세를 벗어나 출세하여 외세로 출가하여 공기호흡의 수준을 초월하여 '조식(調息)인 숨만을 골라먹는 도식기능을 배양하여 무위능력을 소지하게 됨.

3 명상(冥想) 수련

1) 숨 명상(冥想)

(1) 명상에 대하여

세상 사람들이 알고 있는 명상에 대한 일반적 인식의 개념은 어쩌면 막연한 것이 대부분이다.

그 증거로는 각종의 행위적인 명칭을 앞세워 명상이란 구호를 붙이는데, 사실상 명상의 기초기반이 되는 근기(根氣)를 채우는 것과는 너무 거리가 먼 겉돌기 수법들이기 때문이다.

명상을 하기 위한 전초수단은 어디까지나 축기가 전제되어야 하며, 축기 수작으로 기가 가득 채워져 근기가 충만해져야만 진정한 명상을 할 수 있다. 그리하여 몸속에 숨은 힘을 끌어내고 젖 먹던 힘까지 동원해야 자기의 식을 잠재우는 명상의 지경까지 몰입할 수 있게 된다.

이제 명상 앞에 어떤 명칭을 붙여 '무슨 명상'이라 하는 수행방법 운운은 가치 없는 것임을 분명히 알아두어야 할 것이다.

명상이 지향하는 궁극의 목적을 달성하려면, 바로 알고 바로 하는 명상제법을 찾아 이행하지 않으면 안 됨을 알아두어야 한다.

명상의 목적은 궁극적으로 환골탈태에 있다. 환골탈태란 심신재생을 의미하며 두 번 죽고 두 번 살아야 하는 인간생명의 생태 조건으로 인하여, 인간은 별 수 없이 명상을 하지 않으면 안 되는 숙명적 사주를 타고 났기 때문이다.

모든 일은 막연함에서 벗어나 분간이 확연하고 분명해야 인간이 지닌 본래능력을 십분 발휘하여 제몫을 다 할 수 있다. 따라서 인간은 이대로 살다 그냥 속절없이 가는 허망존재가 아님을 분명히 알아야 한다.

명상이란 '정신수련'이라는 수련법이 전제되어야 한다. 정신수련이란 인간의 조건을 수임하는 원칙수행 수법으로, 타고난 몸과 마음을 갈고닦는[정신수련], 정신탈태 수단에 이은 심신수양[환골수작]을 위한 최종과정의 궁극적인 수법이어야 명상이라 할 수 있다.

(2) 명상(冥想)의 정의

명상이란 어원을 근원적으로 파악하여 정의해 보면, '어두울' 명(冥)의 '어둡다'는 의미는 '죽음'을 뜻하는 것이다.

사람이 상(喪)을 당하여 망자(亡者)를 기릴 때, '명복(冥福)을 빈다'는 의미인 사후생(死後生)의 복을 기원하는 것과 비교해 보면 이해가 빠를 것이다.

명상은 남이 아닌 자기성질을 죽여 자기가 죽은 모습의 꼴을 보는 것을 명상이라 한다.

'죽음'이란 곧 '잠재움'이고 '잠재움'이란 무위의 상태로 접어드는 누에고치 잠과 같은 의미이다. 목숨이 끊어져 사망한 것이 아닌, 밤잠이나 낮잠에 들듯 잠의 지경에 몰입한다는 뜻이다.

 잠[반죽음] 속의 과정에서 새 생명의 구조가 신생적(新生的)으로 환골되는 원리는 우주생명이 지닌 당연이치이다. 지상의 많은 종자들이 환골탈태의 생태과정을 거쳐 갱생의 삶을 살아가는 것처럼, 인류인간의 생태환경도 재생의 삶을 살도록 조건부로 구조되어 있다.

 다만 타 종류의 생명체가 아예 겉몸의 구조형태를 바꿔치기로 변태하나, 우리 인류인간은, 겉모습은 그대로 간직한 채 실속만 차리는 절묘한 수순에 의한 진화절차로, 생리 구조적 변신을 꾀하는 특성을 지닌다.

 다시 말하면 명상이란 구태의 '몸 마음[정신]'을 갈아치워 잠재우고, 신생의 알찬 '마음의 몸[심신]'으로 재무장하기 위한 몸부림의 일환이다.

 그것은 시시하게 어림치는 갯된 수작이 아닌 옹골찬 수작으로, 몸 속 구석구석 뼛속까지 몽땅 갈아 치우는 환골의 중천개벽 사업이다.

 명상의 가치는 진정한 제법의 수순을 갖춘 원리원칙에 입각하여 치러내야 하는, 고귀하고도 값진 고급차원의 고등기술이다.

 명상은 인체개벽을 위한 최종수단으로써, 우주개벽의 그것과 동일행태를 겪는데, 이를 다시 살펴보면 확연해진다.

 애시당초(哀始當初) 일체가 없던 태초이전의 텅 빈 자리에 우주생명이 탄생하는, 태초시절의 하늘이 열리는 상천개벽(上天開闢)인 선천개벽(先天開闢)59)이 일어난다.

---

59) 선천개벽(先天開闢) : 이 세상의 물정은 음양 기운을 띈 물, 불의 원소로 가득한 암흑천지(天地)가 중의 기운을 띈 흙의 원소인 사람소재의 생명인자가 발현되면서 음양기운으로 대치되어 움직임이 없던 천지가 돌기 시작하고 열과 빛이 태동하여 우주생명이 살 자리를 마련하는 '자리매김'의 전체 바탕하늘이 생성되는 현상.

이어서 우주공간에 온갖 별들이 생겨나는 태생시절에, 물체생성의 탄생현상으로 물질생명[기체]이 물체생명[고체, 액체]으로 변장하는 하천개벽(下天開闢)의 후천개벽(後天開闢)[60]이 일어나게 된다.

끝으로 선천의 공간우주가 자리를 펴고 후천의 개체우주가 생기면서, 생명체가 발을 디디고 살아갈 수 있는 터전이 마련되어, 가온하늘[중천(中天)]인 인간이 태어나서, 다시금 인간의 조건대로 자아완성을 하는 중천개벽(中天開闢)[61]이 도래하게 되는 것이다.

이러한 것은 명상이라는 최종관문을 거치지 않으면 안 되는 사즉생(死卽生) 원리의 결과로 마무리 되고, 끝나면 시작되고 죽으면 다시 살아나는 생사윤회의 시종일관 세상으로 귀결된다.

그러므로 명상이란 우주생명의 생멸현상과 똑같은 방식으로 전개되는, 인간생명의 재생작업이다.

(3) 명상을 해야 하는 이유

명상을 하는 이유를 한마디로 밝히면 더 잘 살기 위해서 하는 것이다.

더 잘 산다는 것은 지금의 상태나 상황보다 더 나은 여건의 환경개선으로, 특히 인체구조의 생리적 개선이 최우선 되는 것이다.

그것은 바로 헌 몸을 갈아치우고 새 몸으로 지어 사는 환골탈태의 환생 삶인 갱생의 삶이다.

'헌 몸'이란 부모가 준 정신체(精神體)의 몸으로, 병마에 취약하고 심경이 빈약하여 이대로는 행복한 삶을 살 수 없는, 구조적으로 모순이 많은 몸을

---

[60] 후천개벽(後天開闢) : 선천개벽에 의해 공간이용의 여건이 조성되어 별이 설 자리가 마련되매, 별계의 은하계인 개체로 나타난 하늘이 구성지게 형성되는 인간생명이 살아갈 수 있는 여건조성을 만들어 내는 과정.
[61] 중천개벽(中天開闢) : 후천개벽에 의해 중의 기운을 띈 인간생명이 살아갈 수 있는 환경이 조성되어 사람이 태어나고 성숙하여, 다시금 새로운 생활여건인 영원생명 생태계를 만들기 위한 역창조 수준의 재창조로, 가온 하늘인 인간생명을 진화시키는 과정.

말한다.

 따라서 강건한 몸으로 새로 만들어, 생노병사의 고통스런 고정 틀[숙명]에서 벗어나기 위한 몸부림[운명]의 최종목표가 바로 정신수련의 일환인 명상이다.

 운명(運命)이란 자기에게 주어진 숙명적인 사주를, 운명수단으로 팔자를 고치는 운수(運壽)작업이다.

 운수운명 수업을 하기 위해선 주어진 몸과 마음인 정신을 갈고닦는 환장(換腸:장부기능 변환), 환골(換骨:골격격조 변환) 수업행위를 운명이라 한다.

 다시 말하면 주어진 자기한계 수명을 연장연명(鍊壯延命) 하는 자구적 수단으로, 궁극엔 명상이라는 자기 몸의 잠재움 행위를 거쳐야만 비로소 운수운명 작업이 성사된다.

 명상을 어찌 해야 잘하는 것인가는, 우주생명 원리에 입각한 인간생명의 생리적 구조를 제대로 적용하여, 원리원칙대로 해나가면 틀림없는 성과를 기대할 수 있게 된다.

 실질적인 명상을 하려면 최적의 방법으로 우선 저력을 길러야 하는데, 기를 갈아 마시어 근기를 채워서 기가 막히면, 숨을 돌려먹어서 길러진 근력(根力,元力)으로 숨은 저력을 발휘하여, 부모로부터 물려받은 몸 마음[정신]을 마음의 몸[心身]으로 갈아치우는 것이다.

 명상에 의한 바람직한 결과치는 나 스스로의 생명원소인 마음[心]소재로, 나 스스로의 몸[身]을 만드는 심신체(心身體)로 갱생되도록 스스로 도와 이루게 하는 것이 '죽었다 깨는' 명상의 정의이다.

> **<알아둘 일> 인간의 조건과 인간된 도리**
>
> 인간의 본래 능력은 전지전능의 무소불위적인 무위력(無爲力)에 있고, 참된 인생살이는 정신수련으로 탈(脫)을 벗어버리고[해탈], 새로운 몸으로 거듭나는 [환생] 심신수양으로의 새 삶을 살아가도록 생리적으로 구조된 것이, '인간의

> 조건'이고 이를 실행하는 것이 '인간된 도리'이다.
> 이렇게 주어진 조건대로 갱생의 삶을 살지 못한 채 인간된 도리를 다 하지 못하고 살다가, 원과 한을 안고 미련을 남긴 채 죽는 것을 개죽음이라 한다. 개(갯)죽음[객사(客死)][62]이란 갯된 죽음이란 말로써, 부모에게서 태어난 상태의 몸[정신체]을 가지고 그대로 살다 가는 것이 개[갯]죽음이고, 참죽음[열반(涅槃)][63]이란 명상을 거쳐 새로운 몸[심신체]으로 생사해탈의 신천지(新天地)[64] 삶을 사는 참된 삶을 말한다.

(4) 명상의 요령

명상을 하려면 제대로 알고 해야 소원하는 목적을 달성할 수 있고, 명상의 사전준비가 무엇이고, 명상의 과정은 어떠해야 하고, 그 결과는 어느 정도이며, 결과 뒤의 할 일은 무엇인지를 처음부터 끝까지 초지일관의 안목으로 자초지종의 전모를 파악해서, 그것에 걸맞는 수단과 방법을 모색해야 한다.

우리 인간에게는 환골탈태 수업을 거쳐 이중 삶을 살도록 생리적으로 인체가 구조 되어 있다.

이를 실행하는 것을 두고 공부(功夫)라고 하는 것이며, 일반적으로 글공부로 수업하는 학업의 성격이 아닌, 순전히 인성계발을 위주로 하는 자수성가의 자기구원 노력으로, 지아비[하늘아비]인 대장부[大夫人]가 되도록 노력을 경주하는 것이 공부의 진정한 의미이다.

자신을 갈고닦는 공부는 자기가 스스로 해야 하는 결자해지 원칙대로, 먼저 생식섭생으로 정갈한 몸을 만들고, 운동으로 정력을 기르는 것이 우선이

---

62) 개(갯)죽음[객사(客死)] : 인간의 조건을 이수하지 못하고 헛되이 살다 갯되이 나가죽는 불상한 들된 존재.
63) 참죽음[대반열반(大盤涅槃)] : 인간의 조건대로 환골탈태에 의한 참삶을 살다가 올바로 죽어, 미련없이 열반의 대열로 돌아가 원래의 모습으로 살아가는 멋장이.
64) 신천지(新天地) : 중천개벽에 의한 세상천지는 신계(神界)의 시한부 존재성이나 십승지로의 진화 대사업에 의한 새로운 온전한 천지 건설로 영원물성의 영생국토로 다시 개벽한 중천의 새 땅[후손 대대로 물려받아 살아갈 진화된 새 하늘 땅].

다.

　다음으로 기지개를 켜주어 숙달된 의식호흡으로 기력을 보강하여, 숨을 골라먹을 수 있는 운명(運命)수업 수단으로 숨은 힘인 저력(底力)을 길러야 성공을 이룰 수 있다.

　다음으로 '몸부림'이라는 몸을 부려먹기 위한 말귀 알아듣기 수작을 걸어, 자기 몸에 명령(命令)65)을 주입하거나 주문의 암시를 하는 것으로 실질 체감의 효과를 거두는 수업을 해야한다.

　말[言]이면 '다 이고' 말이면 '다 되는' 것이 정말로 제대로 돌아가는 세상 이치이다. 말이란 이치이어서 그렇거니와 이 세상은 이치대로 이루어진 진리세상이라서, 말만 잘하면 안되는 게 없고 말로써 못할 게 없다.

　다만 말발이 서려면, 정력보강에 이은 기력증강과 저력과시를 위한 근기(根氣)가 필요한데, 근기확충은 고급적인 무위호흡을 기술적으로 효율화 하는 데에 달려 있다.

　명상의 최종목표는 소위 열반(涅槃)이라고 하는 잠재움의 반열에 들어서는 것이다. 다시 말하면 눈뜨고 활동을 하면서도 죽음의 경황에 들어 있는 열반지경으로, 평소의 일상생활을 하면서 죽어지내는 삼매(參昧)지경인 무아, 무심, 무인지경의 무위지경을 말한다.

　더 이상의 명상요령은 추후 '정신수련'편의 고급수행 수단으로 미루며, 기지개 켜기에서는 명상을 하기 위한 준비작업으로 수작걸기 요령에만 주력한다.

　그 이유는 근기가 쌓이기도 전에 성급히 명상에 들면, 신의 방해장난에 놀아나거나 영접[신접]에 의해 허영에 들떠 신세타령에 빠져들어, 본성을 잃

---

65) 명령(命令) : '명(생명)'은 '숨'이고 이 세상의 주인으로써, 우주 본체이자 실체로 그로부터 파생되어 나와진 일체의 생명을 진두지휘 하는, 책임과 의무를 가진 영도의 호령으로 각종의 생명에게 숨을 불어넣는 행위.

는 실성현상이 발생하여 빼도 박도 못하는 지경에 이르기도 하는 등, 결국은 마지막 수련과정에서 큰 애로를 겪게되기 때문이다.

대개의 수행인들이 아무리 오랜 시일을 두고 수련을 해도 끝장을 보지 못하는 이유는, 근기 채우기 호흡법을 몰라서 헤매는 까닭이다. 다시 말해서 '혈기왕성법'을 몰라 기본이 부실해서인 것이다.

모든 것이 요령부득으로 실패하는 것이므로, 요령만 터득하면 안 될 것도 못 할 것도 하나 없는, 오직 요령을 알고 요령피우기에 달린 것이다.

요령 1 비교하여 가늠하거나 평가하지 않는다.

남과 다른 성향의 나는 이 세상에 둘도 없는 오직 나 하나뿐이다.

그러므로 남과 나를 비교할 수도 없는 것이며, 더욱 남이 나를 인가하거나 평가할 수도 없다. 무던한 마음가짐으로 제 갈 길을 묵묵히 가는 것이 줏대 세우기 요령이다.

요령 2 상대적으로 비교하여 우열을 가리지 않는다.

먼저 했다고 잘하는 것 아니고, 앞서 간다고 잘되는 것도 아니다.

나중에 시작했어도 근기에 따라 앞지를 수 있고, 뒤처져도 저력의 정도 차이에 지나지 않는다. 요는 깨침의 정도가 관건이므로 자기 그릇만큼의 깨임에 만족할 줄 아는 것이, 대기만성의 대오각성 자세를 곧추세움의 요령이다.

요령 3 두려워하거나 겁먹지 않는다.

명상을 하기 전에 기지개를 켜는 고급호흡으로 근기와 원력을 키우는 것은, 수련수행 중에 허상의 허령(虛靈)인 잡것[헛것, 악귀]을 영상으로 보고 겁에 질리거나, 귓속말로 속삭이는 헛소리[계시]를 듣고 환청에 속아 실행에 옮기려는 헛짓거리를 하는 등의 헛수고를 덜기 위해서이다.

무슨무슨 깨침이 와서 '다 알고' '다 된다' 하는가 하면, 했던 말을 또 하고 반복하는 말장난으로, 남의 말은 안중에 두지 않고 자기 말만 하는 등, 제 정신을 팔아먹고, 본성을 잃는 실성(失性)을 하여 신세타령에 하루를 보내고 일생을 허비한다.

　이 지경에 이르다보면 남의 말을 듣지도 않고 남 앞에 나대거나 뒤에 숨어 고뇌하는 남다른 행실로, 자기 제어가 안되는 딱한 처지가 되고 만다.

　이러한 사태를 소위 시험에 들게 하는 것이라든지, 마구니 또는 마귀와의 싸움이라 하는 마장을 말하는 것이다.

　사실은 자기 몸인 정(精)에 깃들어 살던 자기마음인 신(神:정신)이, 수련수행을 하는 과정 중에 적정(寂靜)에 들게 되면 몸[정]이 무아지경에 의해 사라지게 되므로, 자기마음[신]이 있을 곳이 없게 되니까 몸에서 나가지 않으려고 변장변신과 가진 꼬득임으로 잔꾀를 부려가며 별별 수단을 다 부려가며 장난을 치는 것이다.

　이러한 얄궂은 행태가 방언[헛소리], 환청[속삭임], 환상환시[헛것, 헛보임], 환각[헛깨침] 등의 헛짓거리로 신작란(神作亂)의 난동을 부리는 것이다.

　수행과정 중에 적정의 고요속에 들면 소위 업(業:일)이라 하는 현생과 전생의 기억들과 상대적 행적들이 영상으로 떠오르거나 헛소리로 게시되고 착각하게 된다.

　명상에 들기 이전의 일체의 행각은 허영에 들뜬 헛수작이며, 아무리 선명하고 그럴 듯 해도 모두가 자기 기억 속에 있는 환상, 환영, 환청이고 또 지워지느라 스스로의 뇌리를 스쳐 지나가는 장면이므로, 보이고 들리고 느끼는 일체를 무시하고 앞으로만 가는 게 대인의 길을 찾는 대범요령이다.

요령 4　수행의 목적으로 무엇을 어찌 하겠다는 작정을 미리 하지 않는다.

　아무리 순수한 목적이라도 미리 예측하여 작심하는 것은, 그 마음과 몸 세포에 각인되어 자신의 신이 지레 겁을 먹고 트집을 부려 지장을 초래하게 된다.

따라서 일정을 계획하여 획책하거나 환경의 부적격을 탓하거나 하는 비겁한 심정과 비굴한 행상을 잠시라도 가져서는 안 된다. 늘 한결같은 마음으로 이것저것 가리지 말고 무던한 마음가짐[무욕(無慾)]을 갖는 것이 무욕요령이다.

요령 5   다 버리고 탁! 놓아야만 한다.

'아는 것이 병'이란 말은 선지식에 대한 병폐의 지적이다. 알고 있던 어떤 것이든 막론하고 가지고 있으면 고집이다. 알고 있는 지식이 내 것이 아니란 걸 알아차리면 만사형통을 깨치는 일이고 기특함이다.

제아무리 학업에 의한 해박한 지식을 습득했다 하더라도 학식은 어디까지나 남의 것[책, 강의]을 주위들어 외운 남의 의식이다.

이러한 것들은 나 스스로 깨쳐 알게 된 내 의식이 아닌 것이므로, 미련 없이 다 놓아버리고 새로 시작하고자 하는 마음가짐을 가지는 것이 일자무식의 부지불식간에 터득되는 깨침의 요령이다.

요령 6   고집을 꺾고 무조건 잘못했다고 빈다.

자기가 알고 있는 모든 지식은 사실상 남의 마음[의식]을 주어 들어 외워서, 내 것인 양 우겨 아집으로 고착된 무서운 소식불통이다. 다 포기하여 고집을 꺾어 버리면 홀가분해지고 겸손해진다.

그리고 이 세상에 태어나서 아직도 자아완성을 이루지 못한 것은 선조에 대한 불효이고, 하늘에 누를 끼치는 어리석음의 소치이다.

더욱 인간이 지닌 조건부인 환골탈태 수임을 불이행 한 것은, 타고난 원죄를 벌 하지 못한 잘못의 불행이므로, 조건을 따지지 말고 무조건 잘못했다고 빌어 미련을 두지 않는다. 일체의 남음이 없는 무여지경(無餘之境)으로 무조건 돌입하는 것이 요령이다.

(5) 명상수련 수행수법

명상이란 정신수련의 최종관문이 되는 극치의 차원이다. 그런데 이를 어림쳐서 '○○명상'으로 이름 지어 명상수련을 하려는 것은, 되지도 않는 억지이고 될 수도 없는 헛수고에 불과함을 명심해야 한다.

많은 이들이 행하고 있는 여타의 명상행위들을 꾸짖는 이유는, 우리 인류 인간이 짊어진 신체구조의 모순이 의외로 심각하고, 인간존재에게 주어진 조건이 천재일우(千載一遇)의 기회를 잡는 크나 큰 일이어서, 선무당 사람 잡는 식의 어설픈 행각을 매질하여 나무라는 것이다.

'모르고 짓는 죄가 더 크다'는 것은 모를수록 목소리가 더 크고 천방지축으로 나대어 세간을 어지럽히고 병들게 하기 때문이다.

진정한 명상을 하기 위해선 기초기본에 충실하지 않으면 안 된다. 특히 성질 급하게 마음만을 수련하면, 처음 당분간은 마음이 비워져 깨침이 오는 등 무심지경에 드는 것 같으나, 몇 달을 못가서 요요현상을 일으켜 다시 제자리로 돌아가는 안타까운 일이 비일비재하게 발생한다.

눈에 보이고 귀에 들리는 일체의 것은 다 신[의식]이므로, 보고 듣고 느끼는 족족 고스란히 비워진 마음에 다시 기억되고, 몸에 저장되어 마음 비우기 이전의 상태로 되돌아가게 된다.

이러한 불상사가 일어나는 까닭은 생명이 지닌 속성의 원리를 깨닫지 못해서이고, 현실세상의 시청각 물질이 신(神)[66]과 기(氣)인 잡것이라는 사실을 까맣게 모르기 때문이다.

더욱 중요한 것은 신이 접수되는 현상이 접신현상인 줄을 모를 뿐더러, 접

---

66) 신(神) : 펼쳐져 나타나[申] 보이는[示] 갯마음[神]. 참마음[本心]에서 변신한 피조물.

신되어 기억 저장 된 신령의식들을 가려내어 버리는 누진방법을 모르기 때문이다.

여기에 더 하여 호흡으로 기를 축기하는 것은 숨으로 돌리기 위한 전초수단이어서, 호흡수련 수행 후에는 반드시 누기수작을 걸어주어야 하는데, 이를 게을리 하면 신, 령, 기인 잡것들이 체내에 남아있게 되어 각종의 부작용을 불러일으킨다.

(6) 명령법(命令法)

명(命)은 숨이고 숨은 살아있는 생명이므로 살고자 하는 의식이 깃든다. 생명은 마음이라는 의식물질로 생동되어 때로는 '숨소리'로 혹은 '마음소리'로 소울음67)되어 허 공간 속에 울려 퍼진다.

'한번 뱉은 말은 쓸어 담지 못한다'는 말은 허 공간에 나와 울려 퍼진 생명이 서린 의식은 영원히 파장물질로 존재하기 때문이다.

그 의식의 정체성을 분류하자면 근원생명에서 나온 본래의식인 마음[心]이라는 물질과, 마음에서 변신된 신의식과 영의식인 신령의식이 기(氣)와 함께 혼재되어 우주 전체공간에 하나의 의식생명으로 존재한다.

또한 근원생명인 숨[命]에서 나온 끼[氣]는 신령의식에 섞여서 신령끼[신神]로 존재하면서, 산 사람[生神]의 정신에 영향을 미치게 된다. 이것은 산 사람이 호흡하는 숨 속에 모든 의식이 한데 섞여 있기 때문이다.

명령을 정의하자면, 숨인 명(命)은 이 세상의 근원생명인 주인으로써 만상만물 일체를 지배하며, 생멸체계의 질서를 위한 명령과 생사이치에 따르는 호령으로 그의 뜻대로 움직여 생활하도록 관장한다.

---

67) 소울음 : '소'는 마음의 파장[진동]을 말로 표현한 의성어로서 속에 있는 마음을 울어내어 밖으로 끄집어 내어버리는 도인술수(導引術數). '소'는 결코 가축을 가리킴이 아니므로 '소울음'은 우명(牛鳴)이 절대로 아님.

이 세상의 주(主)인 본명본심(本命本心)에서 파생된 객(客)인 끼[氣]와 신(神)과 영(靈)의식들에게 명(命)의 령[令]대로 따르게 해서, 객격인 신령의식들이 주격인 본래의식의 명령에 복종함이 순리라서, 말귀를 알아듣게 얼르고 달래어 훈련시키는 것을 수작걸기라 한다.

명령이란 소리를 질러 귀로 들리게 하는 물리적 음성전달이 아니라, 의식적인 뜻을 전달하여 이심전심이 되게 하는 것을 명령이라 한다.

수련수행을 할 때 명령법을 동원하는 이유는, 사람이 마시는 숨 속에 혼재된 신령의식은 내어보내고 본래의식만 체내에 남게 해 정신을 차리게 하여, 뼛속깊이 숨으로만 채워서 근기를 쌓아 저력을 발휘케 하려는 것이다.

본때인 숨의 물성은 기체로 되어 잡것들과 뒤섞여 있으므로, 미리 골라먹을 수가 없어 호흡을 할 때 온갖 의식생명들[명(命), 심(心), 신(神), 영(靈), 기(氣)]을 몽땅 마실 수밖에 없으므로, 육체적 물리수단으로는 일단 다 들이마셨다가, 신령끼는 의식이므로 본래마음으로 출신명령을 하여 신령의식을 출가(出家)시키는 '신출내기' 방법이다.

이러한 제법은 가히 상상도 못할 신출귀몰(神出鬼沒)68) 수법이며, 기상천외의 실재수작이기도 한 전대미문의 출가(出家)에 해당하는 출신수법이다.
알아차리는 이는 말 한마디로 이해되어 실천수행을 할 수도 있겠으나, 몸이란 귀중한 것이어서 실험적 수행보단 신중을 기 해야 할 일이다.

---

66) 신출귀몰(神出鬼沒) : 몸[精]의 자국인 귀(鬼))를 몰락시키고, 그 몸에 깃들어 있던 마음[神]마저 내 보내어 끝장을 냄. 정신수련의 제법인 수단과 방법. 신출여부를 가려내는 출신성분(出神性分)의 귀추.
67) 누진지기(漏盡至氣) : 한마디로 '누기'라고도 하며, '신끼(神氣)를 내어보내는 고도의 신출수법, 공기중에 숨인 본명(本命)과 마음인 본심(本心)이 신령끼(神靈氣)와 한데 섞여 있어 호흡으로 몽땅 들이마셔 지나, 신령의식을 다시 골라내어 버리는 수작. 너무도 쉬운 신출귀몰 수법으로 평범 속의 비범인 절묘한 술수.

원리와 원칙을 알고 행사하지 않으면 안 되는 인생일대 사업이기 때문이다.

(7) 누진지기(漏盡至氣)

누진지기(漏盡至氣)69)란 말은 세상에 처음으로 나오는 용어이므로, 한번 더 부언설명을 하기로 한다.

'누진'이란 다 새어나가게 하여 없애 버린다는 뜻이고, '지기'란 신령의 식을 포함하는 끼를 마저 다 내보내어 기진맥진이 되도록 '누기(漏氣)'를 한다는 의미이다.

기술적 설명으로 구체화 하자면, 공기호흡에 의한 축기로 기가 차서 기가 막힐 정도의 수준에 도달하면, 꽉 찬 기를 기울여내어 누기 될 경우 그 덕분에 기 속에 숨어있던 숨이 들어차면서 숨통이 열리게 된다. 이렇게 누기되면 숨이 꽉 차게 되는데, 이때의 호흡행태를 한마디로 자연의식 호흡인 무위자연 호흡이라 한다.

말[言]은 이치로써 순서와 질서를 수반한 생명 자체의 풀이이자 엮음이다. 이치가 소리로 울려 나오는 것을 '말소리[言聲]'라 하여 상대방의 귀에 들리게 자기마음의 의사를 울려주는 전달행위 역할을 하며, 일명 '소울음'이라고도 한다.

'소'라는 단어의 진정의미는 들에 있는 소[牛]가 아니라 소장(小腸)에서 기체로 발현되는 마음 냄(心性)의 순 우리말이다.

'울음'이란 슬퍼서 우는 감정표현이 아닌 파동으로 울려 진동되는 울어남의 형용어이다.

마음이라는 물질이 액체로 변질되면 혈액[피]의 물성으로 변환되어 심장에 저장운용 되어 생명활동에 활용되고, 혈액의 마음물질이 기체로 변환되어서는 소장에서 마음이 우러나오게 된다. 이를 일러 '소울음[마음 울어

냄]'이라 지칭하는 것이다.

　이 사실은 마음이라는 생명물자의 변성에 따라 액성일 때엔 혈액소자로 살과 뼈를 만들고, 필요에 따라 마음으로 울어나서 심성발로의 의식발현과 말소리로 속으로부터 울려나와, 나 밖의 상대에게 전달하는 마음울림[心琴]으로 의사를 전달하는 것이다.
　그러니까 말소리는 울림으로 의사를 전달하고, '말'은 곧이곧대로 순수의식을 소리가 아닌 이심전심 수단으로써 마음으로만 건네게 된다. 이러한 수작이야말로 무엇이든 말이면 다 되게 하는 마음대로 하는 수법이다.

　우주생명은 오직 숨인 명의 세상이자 마음으로 이루어진 일체유심의 세상이다. 이 세상은 또한 그 마음으로 만들어진 일체유심조의 우주여서, 진심이면 통하게 되어있고 진리대로 이루어지게 되어 있다.

　기지개 호흡으로 온갖 의식을 들이마셔서 명령으로 신령의식을 빼내고 본래의식인 근원생명만 육체나 정신에 남게 하려는 의도는, 신령의식은 다름 아닌 남의 의식이므로, 누진지기의 원리도 명령법으로 잡것을 골라내고 진짜배기인 숨[命]만 먹으려는 고차원 수단의 고급수법이다.
　이제는 누진에 의한 누기(漏氣)수작을 본격적으로 할 수 있는 길이 트여, 신앙인들이나 수행인들이 그렇게도 고생을 하고 두려워하던 주화입마라는 접신[빙의]이나, 호흡의 부작용인 역상에 의한 상기[궐역]와 같은 위험에서 벗어날 수 있어 안심하고 뜻대로의 수행을 할 수 있게 되었다.

　자기 자신을 믿는 현명한 이는 가르치는 손가락을 보지 않고 달을 보되, 이실직고 하는 말소리를 잘 들어 시비나 분별을 하기에 앞서 이치에 맞는가를 판단해야 한다.

수련수행이란 명분보다는 실익이 직접적으로 내 몸에서 체감 되어야 하기 때문이다. 자기가 택하여 소속된 것에 매이기보다는 그 안에서 자기계발에 정성을 들여, 보다나은 삶의 질을 향상시킬 수 있어야 할 것이다.

(8) 명상 시 주의할 점

흔한 말로 '어림침은 반 푼도 안 되는 들 된 개[갯]수작'이란 뜻은, 확실히 알고 해도 될까 말까 한 일을 어림치는 수작 걸기로는 도무지 되지 않는다는 직설적 표현이다.

이 세상의 이치는 한 치의 오차도 있어서는 안 되는 경우로 이루어진 생사판이다. 이렇게 우주질서가 유지되는 것은 정확한 수순에 의해 질서있게 운행되어야 하기 때문이기도 하다.

또한 스스로의 생명을 활성 시키는 숨결의 호흡이 순조롭도록 자기믿음이 확고해야 하고, 그만큼 남과의 믿음이 확실해야 하기 때문이다.

주의 1 자기 자신을 믿어 의심치 말아야 한다.

수행 중의 모든 탈은 자기 믿음이 부족해서 생기는 불신 징조이다. 자신의 몸이나 마음에서 일어나는 일체의 현상은 자기의식 안에서 일어나는 한 때의 과정중에 일어나는 광경이어서, 때가 지나면 사라질 환상 환영이다.

그럼에도 불구하고 어떤 환영이 나타나면 지례 겁을 집어먹기 때문에 이겨내지 못하거나, 그 것에 빠져들어 헤어나지 못하게 되는 것이다.

어떤 현상이 벌어지더라도 결코 두려워하거나 말려들지 말아야 한다. 다 자기의식 속에서 일어나는 남도 아닌 자기 자신의 신(神:정신)이 심술을 부리는 것이기 때문이다.

환영 자체가 너무 뚜렷하고 선명하여 헛것이라고 믿기가 어렵기 때문이다. 현실적인 환경에서의 현상은 이물질이 포함된 탁한 공기 때문에 선명성이 떨어지나, 환영은 일체의 이질물이 없는 순수 화상이므로 그 어느 장면

보다도 선명한 것임을 알아야 한다.

주의 2 하다가 중지하면 아니함만 못하다.

기왕에 시작한 것이라면 그것은 이미 반을 지나간 경우이므로 계속해야 한다. 다 된 듯싶어 손 놓고 중지하면 끝이 나지 않는다.

끝장을 볼 때까지 반복 하다보면 스스로 끝이 났음을 저절로 인지하게 될 때가 있다.

주의 3 근기가 차기 전에는 절대로 명상에 들지 않아야 한다.

기도나 염불 등 마음을 수련 수행 하는 이들이 가장 조심해야 할 점은 지나친 접신 현상이다. 그러나 아무도 신접[영접]원리를 알지 못하기 때문에, 마음을 닦는 과정에서 이러한 부작용을 겪게 되어도 어찌할 줄을 모르는 것이 일반적인 형편이다.

비우면 차는 것이 생명의 이치이므로, 마음이 비워지는 만큼 신령끼인 신령의식이 들어오는 원리를 사전 숙지해서 대비하지 않으면 안 된다.

올바른 호흡법으로 근기를 채워 저력에 의해 말귀를 알아듣고 명령이 통해야 자신의 신의 방해에 놀아나지 않고 이겨낼 수 있다.

다시 말해서 신령의식을 내어보냄이 마음 비움이자 누진통인 도통이며, 도통되면 끝나는 게 아니다.

도통에 의한 탈태(奪胎)작업 뒤엔 소위 도술을 부리는 환골(換骨)수작의 몸부림과 진인사대천명이라는, 하늘을 대신하여 온갖 것을 돌보는 대의 명분을 수임해야 하는 것임을 명심해야 한다.

주의 4 명상수행은 반드시 선생의 지도하에 실행해야 한다.

많은 수행인들이나 조사들이 앉은 자리에서 망신[몸을 잃음]을 당하는 좌탈입망(座奪入亡)의 이유는, 정신을 놓아버리고 호흡마저 놓아 실제로 목숨이 끊어지는 변을 당하기 때문인 것으로, 그야말로 숨이 멎어 정말로 죽어 버린 것이다.

그러나 기지개 켜기로 숨통이 열리면 숨을 참는 지식현상에서 벗어나므로 숨을 끊는 행위에 빠져들지 않고 수임 해 나갈 수 있다.

명상이란 숨을 놓는 것이 아니다. 신령의식을 내 보내고 자기 자신의 순수의식을 잠재우는 극도의 극치상태이다. 정신을 집중하여 몰아지경에 빠져들어 시간 가는 줄도 아무 것도 모르는 졸도 상태에 젖는다든가, 환영의 구경에 팔려 정신줄을 놓는 것이 아니다.

선정삼매란 이러저런 상황이나 일체의 현상에서 벗어나는 해탈 행위임을 분명히 알아야 한다.

<반드시 알아 두어야 할 점>

명상의 정의가 '잠'이나 '죽음'이라 해서 명상에 드는 상태를 오해하여, 적정에 들어 깨고 보니 몇 시간 또는 며칠이 지났다는 말을 하는 이가 있는데, 어불성설의 어처구니없는 일이다.

실제로 졸도[반죽음] 하거나 잠에 들면 의식하지 못하여 그 상황을 알지하지 못하나, 열반지경의 명상 시엔 의식이 뚜렷하여 모든 현상들이 불 보듯 명약관화(明若觀火) 하다.

그런데도 적정지경의 상황을 의식하지 못했다든가 반대로 지나쳐 선명한 현상에 유혹되어 그 경각에 몰두하는 것은, 명상의 목적만큼이나 수단방법의 요령부득으로 당하는 부작용임을 분명히 알아야 한다. 그래서 명상지경을 관(觀)한다 하는 것이며 이러한 관조를 뚜렷이 할 수 있어야 진정한 열반지경을 맛볼 수 있게 된다.

2) 명상호흡 [준비수작 훈련]

(1) 기지개와 명상

　기지개로 기를 골[뼈]에 차게 해서 그 기력으로 다시 기를 기울여 내보내고 숨으로 돌려 채우려는 이유는, 결국 명상을 하기 위한 기초 수단에 해당하는 사전 수작 훈련이지만, 고도의 기술적인 술책이자 난이도 높은 필수 행사인 것이다.

　어느 정도 숙달되어 의식[숨]호흡이 무르익으면 하기 싫어도 저절로 명상에 들게 되는 특징을 지닌 수업이 기지개 켜기이므로, 동시 동작이 숙달되면 심각(心覺)수련에 의한 기지개 명상수련 준비 훈련을 시도한다.

　매사에는 범치 말아야 할 불문율의 금기 사안이 있지만, 기지개에서의 금기 요구는 일반적으로 자행되고 있는 역리행위를 순리적으로 고치고자 원리원칙을 내세우는 것 밖에 없다.

　이러한 원칙론은 파급 효과의 극대화를 꾀하려는 요구사항이다. 주의할 점을 지속적으로 반복 주문하는 이유는 기존의 틀에 얽매인 고정관념을 깨기 위한 특단의 처방이기 때문이다.

　일체의 미련도 남김없이 모든 욕심을 버리는 것이 무여행위(無余行爲)이나, 아무리 주의를 주어도 본인이 욕심을 부리면 어쩔 수 없는 일이며, 이는 순전히 자신이 스스로 알아서 져야할 자기책임이다.

> **주의 1** 숨을 참아 멈추면 절대로 안 된다.

　기를 몸에 축적 시킨다고 지식[止息]으로 호흡을 참아 정지시키면, 숨이 들어오지 않고, 생명[숨]에 의한 기화작용인 정혈작용이 일어나지 않아 탁한 혈액이 그대로 체내에 돌게 된다.

　정화되지 않은 탁혈이 그대로 몸속을 돌게 되면 모세혈관이 제일 많은 두뇌에서 혈관 경색 현상이 일어나 뇌졸중에 의한 반신불수와 같은 기타 질환이 발생할 수 있다.
- 특히 혈압이 높거나 지병이 있는 이는 지나친 호흡훈련을 삼가야 한다.
- 먼저 육곡생식으로 혈액을 정화하여 세포조직을 안정시킨 뒤에 호흡 실행을 하는 것이 바람직하다.

주의 2 날숨을 길게 내쉬면 절대로 안 된다.

탁기를 내보낸다고 내쉬는 숨을 길게 하는 호식(呼息:토남식)은 지식을 할 때와 같은 현상이므로, 정혈작용이 일어나지 않아 혈관경색 현상에 의한 여러 질환이 유발된다.
- 지식과 같이 호식을 시도하는 것은 어떤 설명으로도 납득할 수 없는 부당한 처사이다. 이러한 호흡수련법들의 문제점은 형이상학적 관점에서의 우주생명이 근거한 근본원리와, 형이하학적인 인간생명이 지닌 구조적 모순을 통해서 파악되며, 호흡의 기능성에 이은 명상의 실효성으로 직성(直性)을 풀 수 있을 것이다.

주의 3 호흡시 의식을 삿된 것에 두면 절대로 안 된다.

체력이 조금 좋아지거나 약간의 능력이 생기면, 욕심을 부려 인간체력 한계이상의 기이한 행위로 한 호흡을 1~3분 이상의 초월호흡을 하다가는, 그만 걸신이나 접신에 들려 자기 꾀에 자기가 넘어가, 착각에 의한 착오와 자기 과신이나 이상 염원으로 부작용이 일어나기도 한다.

이러한 잘못된 수행 수작으로 실성[본성을 잃음]을 당하는 등 심각한 문제가 발생할 수도 있음을 명심해야 한다.
- 호흡길이의 조절은 초기 수행 시 폐기능을 향상시키기 위한 궁여지책이다. 보다 궁극적인 사실상의 목적은, 기를 갈아서 숨으로 돌려 저력 발휘로 환골탈태 수업을 실행코자 함이며, 굳이 정도이상의 기이한 행위로 남에게 보이려는 같잖음이 아님을 명심해야 한다.

주의 4 성행위를 절제해야 한다.

온몸에 기가 차게 될 즈음이면 성욕이 왕성해 져, 주체하기 곤란할 정도의 지경에 처하게 된다. 성행위에 의해 사정되는 정액은 다름 아닌 골수의 진액이므로, 뼈[골]에 기가 채워지기도 전에 사정으로 골수의 진기[정액]를 지나치게 배출하면, 축기에 지장을 주어 상당 기간을 지연시키는 결과를 초래한다.

기가 숨으로 돌려져 뼛속깊이 들어차면 성욕 과잉 현상은 사라지며 속셈[속을 헤아림]의 제 기능으로 절제력이 생긴다.

새겨둘 점은 사정 행각을 지나치게 하지 말고 적당히 하라는 것이지, 너무 억제하여 금욕하라는 뜻이 아님을 잘 염두에 두어야 한다.

- **기지개에서의 자격 구분은 우선 호흡 요령 정도로 가늠한다. 호흡의 정도는 피부호흡에 의한 골수호흡과 마음[숨]을 먹는 의식호흡 능력을 파악하는 잣대가 된다.
이것은 의식의 수준이 차별 되기 때문이다.**

① 호흡요령 피우기

대체적인 사람들이 초기에 호흡하는 들숨 길이를 재어보면 10여초 내외의 호흡 능력에 머물러 있는 안타까운 형편이다.

심지어는 호흡수련을 하고 있는 이도 그 정도에 그치는 이유는 폐첨호흡의 원리 원칙을 무시해서 생기는 무지에서 비롯된 것이다.

인체 구조의 생리적 현상은 인체의 주인이자 관리 감독 기관인 '폐부'가 강해야만 기본적인 힘을 쓸 수가 있다.

폐장이 강화되면, 폐의 지배를 받는 피부가 자연히 튼튼해져서, 피부에 형성된 모공이라 하는 숨구멍의 기능이 확장되고, 명문[피부]호흡이 강화 되면서 진정한 기력을 회복할 수 있게 된다.

초급 단계에서 폐첨호흡에 의해 폐기능이 강화되어 기(氣)가 차게 되면,

각 장부에 차례로 기가 넘쳐 흐르게 되고, 기가 차면서 소장의 '관원' 혈에 축기가 되도록 인체는 생리적으로 구조되어 있으므로, 단전호흡이라는 복식호흡을 억지로 하지 않아도 자연적으로 아랫배에 축기가 되어 뱃심이 생기게 되어 있다.

 기지개 호흡에 의한 축기현상은 부분적 변화나 부위별 개혈 정도는 별것 아닌 것으로 쉽게 넘어가고, 보다 근본적인 전신호흡에 역점하여 골수호흡[숨호흡]에 주력한다.

 나아가 온몸에 기가 충만해져서 전신 주천에 의한 전신 축기 현상이 이루어지는 초급 단계에서의 기초호흡은, 기본을 충실히 하여 들숨의 요령 터득부터 시작해야만, 기 갈이와 숨 돌리기 기술 습득을 수월하게 할 수 있게 된다.

② 호흡 기능의 정도

 들숨기능에 조금씩 힘이 생기면 숨길이 트여서 한숨을 쉴 수 있는 여력이 생기게 되고, 폐부에 깊은 숨인 박숨[빡심]을 쉬게 되어 폐장이 강건해진다. 이어서 폐와 절대 연관된 피부의 숨구멍[命門]기능이 강화되어, 일반적으로 피부호흡이라는 명실상부한 '명문호흡(命門呼吸)'을 하게 된다.

 호흡의 기능성은, 허파로만 숨을 쉬려는 게 아니라 폐 기능을 동원하여 피부호흡을 유도하는 요령을 터득하고, 골수호흡으로 까지 연계하려는 것이다.

 더욱 중요한 것은 '기(氣) 호흡' 기능에서 '숨[命] 호흡' 기능으로의 호흡 기능 전환에 있다.

<알아둘 일>

 피부호흡의 제 기능은 폐기능이 강화되기 전에는 절대로 될 수 없다. 인체가 지닌 생리 구조적 원리에 입각해 보면, 폐에 의해 지배되는 부위가 곧 피부이며, 피부에 형성된 숨구멍의 기능성은 폐의 명령에 의해 작용되는 것이기 때문

> 이다.
>   진정으로 피부호흡이 실행된다면 곧 이어 골수호흡으로 연계되는 기술적 호흡 수완을 습득하게 된다.
>   다만 의식호흡 수준에서 상상 임신같이 상상 피부호흡을 하는 것처럼 착각을 한다든가, '무호흡'이라는 미명아래 미세호흡으로 미감(微感)의 기능성을 계발하여 예측 예지의 예감을 하는 것은 별도의 잔재주에 해당한다.
>   다시 말하거니와 정도 호흡의 궁극 목적은 인간이 지니고 태어난 조건에 따른 환골탈태에 목표를 두어, 인간된 도리를 다 하고자 근기를 설정하는데에 있다.

③ 호흡기술의 정도

아무리 호흡 능력이 좋아도 들숨을 60초 이상 쉬는 것을 삼간다. 이는 인체의 임계호흡 한계를 감안한 것으로, 지나치면 본연의 자기완성을 위한 몸부림 취지가 왜곡되어 자칫 탈이 날 수 있기 때문이다.

매사에 있어 최상의 정법은 어디까지나 적당 정도의 적중력에 있음을 명심해야 한다.

호흡의 기술이란 인간 생명만이 지닌 고도의 술책이다. 폐첨호흡에 의한 피부호흡에 이어 골수호흡으로, 결국은 의식호흡까지 치러내는 것을 기술호흡이라 한다.

호흡기술의 극치는 의식호흡인 무위도식으로 숨통이 열려 '몫숨'이 아닌, '한숨'을 쉬는 기술인 '숨 쉬기[休息]'에 있다.

(2) 명상에 들기 위한 준비훈련

먼저, 의식을 전체 우주공간에 둔다. 자기의식이 몸에서 떠나 전체공간에 두는 것은 의식을 확장시키기 위한 훈련이다. 다음으로, 의식이 커져 다시 자기 몸을 들여다 보게 되면, 몸을 잡고 있는 자신의 마음에 힘을 주고 있음을 느낀다. 그리고 마음이 잡고 있는 몸을 놓는다는 생각을 한다.

그 다음, 머리에서 어깨와 팔로, 몸통에서 엉치와 다리로 내려가며 차츰 의식을 놓아간다. 특히 머리를 잡고 있는 마음을 놓는다.

그리하여 매일 반복하여 숙달이 되면, 몸이 말귀를 알아듣는 수준으로 발전되어 나중에는 몸에 명령만 내리면 명상에 들게 된다.

(3) 기지개 명상 요령

기지개를 켜고 나면 처음엔 땀이 나고 힘이 들지만 차츰 몸에 기가 커지면서[차면서] 기운이 생겨나게 되면, 마음이 안정되고 여유로워져, 가만히 자리에 앉아 휴식을 취하며 자신을 돌아볼 수 있게 된다.

아직 중급 수준에서는 본격적인 명상을 위한 준비 작업에 한하여 누진 수작만 다져 나간다.

누진통이 도통(道通)70)이란 말이 있듯이 지기(至氣)로 몸과 마음에 일체의 가짐을 놓아버려 미련이 없으면, 무아의 지경에 들게 되어 명상의 사전 수작 걸기가 되는 셈이다.

명상[冥想]이란 '어두움을 그려 본다'는 의미로, 어둠이란 곧 잠재움을 말하는 것이며, 무의식 속에서 나를 잠재워 죽어 잠든 나의 꼴을 보는 경관(境觀)을 관(觀)71)한다고 하는 것이며, 직접 본다 해서 친견(親見)이라고도 한다.

사실상 명상을 선(禪)72)이라 함이 원칙인데, 선이란 홑되임[單:주검]을 보는[示] 것을 의미한다. 명상이나 선이나 관 등의 용어들은 하나같이 선정(禪

---

70) 도통(道通) : '도'는 길이란 뜻이고 길은 '살길'을 의미하는 것으로, 이를 통하여 뚫렸다는 것은 살 길이 통하여 살 방법을 알아내었다는 뜻.
71) 관(觀) : 이 세상천지의 허공간은 온통 어둠으로 둘러싸인 암흑지경이나, 그 속에 생명체로 나타난 존재와 그것들의 생멸여부를 조작해 내는 능력을 부여받은 인간의 조건은 생명일체를 죽였다 살렸다 하는 생사무위의 형편을 관장하여 살펴 봄.

定)이 전제되고 또 그 광경을 보는 것[선정삼매]으로 일관되는 이유는, 자기의 '성질을 죽여' 놓고 보는 직시(直視: 직접 보고), 직지(直知: 직접 알고), 직성(直成: 직접 되는)에 의한 직성(直性)풀기 수업이기 때문이다.

(4) 명상 자세

명상수련 수행 시 가부좌나 반가부좌 자세를 하면 몸에 힘을 주게 되어, 마음이 경직되고 자세에 구속되어 매이게 된다.

어떤 이는 어깨에 힘을 주고 허리를 곧추 세우고는 그 자세가 편하다고 고집하는 이가 있다. 자기 마음이 바르지 않아 그렇게라도 해야 편한 거다.

책상다리 자세에서 다리를 포개어 얹지 말고 내려놓아 기혈 순환에 장애가 일어나지 않도록 한다.

몸가짐은 자유롭고 가장 편한 자세로, 졸리면 졸리는 대로 졸고 쓰러지면 넘어지는 대로 제 몸에 맡겨 마음을 완전히 놓아버린다.

(5) 명상의 효과

명상이란 용어가 언제 어떻게 만들어져서 오늘의 이 지경에서 쓰이는 지는 알 길이 없으나, 깊은 의미에 비해 가치를 상실하고 아직도 실질 명상에 드는 이가 별로 없는 것 같아 아쉽기만 하다.

만일 실제로 명상에 드는 이가 있었다면, 제법의 방법론이 제시되어 세상에 알려졌을 테고 많은 각자(覺者)들이 나왔을 것이다.

명상이란 잠재움 속에 드는 열반지경의 선정 행태로, 잠의 지경에 들었다가 깨면 유의식인 지식의 짐을 벗어 버리고 무의식인 무한 지혜를 열어, 모를 것도 없고 알고 자시고 할 것도 없이 만물박사가 되는 것에 이른다.

---

72) 선(禪) : 선자(禪字)를 파자하여 해석해 보면 보일 시(示) 변에 홀 단(單)이 조합되어 '흩어져 없는 지경의 장면을 봄'의 시선의 방향성이 홀 된 상황에 주목하는 것으로서, 돌려 말하면 죽어 흩어져 없는 지경의 자신을 돌아보는 '관아(觀我)지경'을 이름.

요즘처럼 전문자격의 일방적인 박사는 사실상 일방 일편 전문가에 다름 아닌 일편견(一片見) 자격자이지만, 명상 이수자는 세상 이치를 다 아는 일가견(一家見) 위인이다.

'일가견'이란 우주가 하나의 생명집으로 되어있음을 볼 줄 아는 견성수준을 말한다.

지식이란 남의 말과 글을 익혀 외워서 자기 것인 양 아는 척하는 허수아비이지만, 명상에 들어 의식적 잠재[명상] 속에 들어가 보면, 그곳은 우주 허공간이고 그 우주공간엔 잠재생명 의식이 가득해, 잠든 내 의식과 우주의식이 상통하여 이심전심이 되어 세상물정을 알게 되고 일체사안의 제법과 해결책을 알게 된다.

우주생명의 원리도 그렇게 저절로 알게 되는 것이고 인간생명의 섭생원리도 상호비교 적용으로 터득하게 된다. 원래의 나는 우주생명 자체이기에, 나 자신을 잠재워 원래로 돌아가 보면 그간에 잊었던 일들을 다시금 되새겨 알게 되는 것이다.

명상의 제일 효과는 '인간의 조건'을 알아채어 정신수련법에 의한 도통지사로, 만사를 알아내어 도술지행인 만일을 실행하는 데에 있다.

이 일은 인류지대사에 해당하는 중천개벽의 중차대한 일이고 인간된 도리를 다 하는 재세이화(在世理化)로 홍익인간(弘益人間)을 실천하는 절대사안이다.

주의 1 좁은 소견에서 벗어나 대견해 진다.

사람들의 마음이 성급하고 자기 자랑이 심하여 고집이 센 이유는, 개체의식에서 벗어나지 못해 소갈머리가 고약하기 때문이다.

명상이란 못된 성질을 죽이는 자숙행위이므로, 고집을 꺾어 잘난 척하던 자신을 버리고, 스스로를 낮추어 죽어지내므로, 사소한 일은 모른 척 넘겨버리는 대사안목(大事眼目)의 대인(大人)이 되어간다.

주의 2   지혜로운 사람으로 행복한 인생살이를 하게 된다.

학교수업도 먼저 지혜를 열어 탁 트인 머리로 학과 공부를 하면, 하루 두세 시간이면 충분할 뿐더러 영재의 차원을 넘어 천재가 될 수 있다.

특히 자기 소질 분야에서 특출 난 능력을 발휘하여 이 세상에 꼭 필요한 귀인이 될 수 있다.

주의 3   허약 체질에서 건강 체질로 약진하게 된다.

인체의 생리적 구조는 신경에 의해 조직되어 신경질적인 성향이므로 변덕과 변태가 심하여 체질 자체가 허약하지만, 명상에 의해 신출내기 수업이 제대로 되면 신경(神經)조직이 심경(心經)조직으로 향상되어, 근원생명인 본심의 심경이 토로 되므로 무병장수의 본격체질로 바뀐다.

인체에 탈이 나서 질병에 걸리는 이유는, 음식물의 소화불량에 의한 포화현상으로 육체적 체증은 물론 정신적 소화불량이 원인이 되어 만병이 생기게 된다.

특히 정신적 소화불량의 요소인 신경질성의 질환은 불량 전원을 끄는 누진수작으로 해결될 수 있다.

주의 4   생로병사의 굴레에서 벗어나 진화된 삶을 영위할 수 있다.

부모에게서 몸을 나누어 받고 태어난 지금의 몸으로는, 병고를 이겨내기 곤란한 구조적 모순을 지니고 있다.

그러나 명상수업으로 자기 몸을 잠재웠다가 깨어나게 하면 해탈[탈을 풀어냄]이 되어, 구태에서 벗어난 새 몸이 될 수 있으므로 튼튼한 건강 체질을 유지할 수 있다.

사실상 유전자 변이작업은 몸 밖 시험관의 병리실험에서가 아닌, 몸 안에서의 의식수업으로 염력(念力)에 의한 자구적 유전조작이라야, 실질적인 유전적 생명인자의 진화가 이루어지는 것이다.

저력을 발휘하는 염력 구사의 위력은 가히 무위력에 속하는 자위본능이기 때문이다.

주의 5 만사를 즐길 줄 아는 아량이 생긴다.

상락아정(常樂我淨)의 진정한 의미는 스스로의 존재가 올바르면 늘 즐거운 상태를 유지할 수 있다는 말이다. 올바름의 기준은 개체의식을 버린 전체의식 보유의 수준을 의미한다.

바른 의식은 괴롭거나 슬픈 일마저 즐길 줄 아는 아량의 정도를 말한다.

기쁨과 슬픔도 괴로움과 즐거움도 나름의 가치가 있는 것이므로, 그게 그것이고 모두가 거기서 거기인 다 지나가는 일일 뿐인 것으로, 이것들을 하나같이 새겨 넘기는 소화력이 배양되어야 하는 것이다.

이 세상에 '항상(恒常) 하는 것이 없다' 하나, 천기·천신을 포함하는 잡기, 잡신은 생멸로 변화하는 변질성을 띄는 시한물성의 변화무상한 잡것이지만, 잡것들의 속에 숨어있는 천명(天命)과 천심(天心)은 절대불변의 항상존재 물성의 원본(元本)이다.

고로 온갖 잡것들을 누진시켜 버리고 원래의 숨[천명]과 본래의 마음[천심]만 고이 간직하게 되면, 늘 변함없는 항심(恒心)으로 만사형통의 심경이 되어 항상 즐겁고 안락해 진다.

3) 몸 풀기

인체의 구성은 뼈와 살인 골육으로 이루어지고, 백절의 뼈마디마다 인대라고 하는 뼈와 뼈 사이를 이어 주는 힘[心]줄이 있다. 이 힘줄에 힘이 빠지면 냉해져 졸아드는 현상으로 유연성이 떨어져, 관절을 움직일 때 '뚝' 소리가 나는데 이 소리는 경직된 인대가 튕겨지는 소리이다.

　인대와 근육의 유연성을 기르기 위한 기초요령으로 머리에서 발끝까지 큰 관절을 돌려주어 열을 올려주고 힘을 내게 해 주면 된다.

　특히 몸통에 붙어 있는 어깨 죽지와 다리 죽지를 잘 풀어 주면, 온몸이 풀어지는 효과를 낼 수 있다.

　몸 풀기는 몸을 부리기 위한 전초적인 수작 걸기로, 머리에서부터 발끝까지의 관절들을 일일이 돌려주고, 걷기와 뛰기, 매달리기와 팔다리 굽혀 펴기 등을 골고루 해 주어, 인체전반에 걸쳐 열이 가해져 유연해지도록 해야한다.

(1) 목 풀기

　인체에 있어서 몸통의 위쪽에 달린 목은 머리로 가는 기혈을 운반하는 주요 통로로서 상당한 주의가 요구되며, 전후좌우의 급격한 반대 변환 운동보다는, 한 방향에서의 반복 운동으로 서서히 풀어 가는 것이 좋다.

　인체 전반에 걸쳐 가장 많은 혈기를 필요로 하는 곳이 두뇌이고, 혈기의 운반통로가 모가지[목아지]이므로 특별히 유연성 운동을 해주어야 한다.

(2) 어깨죽지 풀기

　어깨 관절은 경추에서 좌우로 뻗어나는 상체 주요 부위로써, 하체를 관장하여 중추를 지배하는 혈기의 유동경로가 된다. 어깨죽지 풀기는 하체의 근력을 키우는 원동력이 된다.

(3) 등 풀기

　등배는 인체의 앞쪽은 내장이 있는 배가 중요하나, 뒤쪽은 중추의 역할을 가장 많이 하는 등허리가 중요하다. 등은 중요도의 정도에 비해 운동 기능을 살리기가 매우 애매한 곳으로, 기술적 운동요령이 필요한데 어깨를 이용해 등짝에 힘이 주어지도록, 근육운동 위주로 근력을 강화 시키면 된다.

(4) 허리 풀기

등이 신경의 중추적 역할을 하는 곳이라면, 허리는 하체를 지탱하여 상체를 유지케 하는 중심적 역할을 하는 인체의 중심부이며, 가장 힘을 많이 쓰는 부위다.

신체는 힘과 열과 유연성을 겸비해야만 체력을 기르고 유지하여 근력을 기를 수 있다.

허리 또한 목과 마찬가지로 상체와 하체를 잇는 중간부위로써, 원동력의 중심축이 되기 때문에 상당한 주의가 필요하며, 급격한 운동을 피하고 한 방향으로 반복운동을 해 주어야 한다.

(5) 다리죽지[고관절] 풀기

골반에는 척추를 떠받치는 좌골과 다리가 연결되는 고관절이 함께 있다. 골반은 인체의 자세를 안정시키는 데 가장 기초적 근간이 되는 부위로써, 허리 풀기에서도 어느 정도 효과가 있으나, 중추 부분이므로 좀 더 구체적 운동이 요구된다.

앉았다 일어서기를 반복해주면 무릎관절과 발목관절의 운동이 동시에 이루어지므로 별도의 무릎 아래 운동을 생략한다.

(6) 몸 털기

몸 전체를 흔들어 체내에 내장된 장부의 포화 적체된 탈[지병]을 털어버리고, 사지의 말초 부위까지 자극이 가도록 온몸을 무작위로 흔들어 준다. [특히 엉덩이를 좌우로 잘게 흔들어 잠자는 내장을 일깨워 준다.]

(7) 뛰기

뛰기는 몸 전체의 미세충격으로 반작용을 이끌어 내기 위한 수단으로, 뛰어 주거나 달리기로 반사반응이 일어나도록, 숨이 약간 가쁘거나 땀이 약간 배일 정도로 가볍게 제자리 뛰기나 달리기로 뛰어 준다.

(8) 숨 몰기

인체의 가장 기초적이고 기본적인 운동은 코로 호흡하여 폐로 숨을 쉬게 하는 심폐기능 강화운동임을 명심해야 한다.

기지개의 주요 운기수법도 심폐활동의 강화에 기초하는 것이며, 일단 폐가 강해져야만 폐와 절대 연관된 피부기능이 강화되고, 피부기능이 활발해야만 잠자는 골속기능을 깨울 수 있기 때문이다.

결국, 숨은 뼛속 깊이까지 몰아쉬려는 것이 기술호흡의 첨단적인 수단이며, 그 여세로 몸 전체로 숨을 쉬는 전신호흡이 궁극 목표가 된다.

사실상의 호흡이 목적하는 것은 '기 호흡'을 '숨 호흡'으로 바꾸는 운기조식이다.

제 5 장

신개념 건강 개론

- 신 건강 개론
- 건강상식

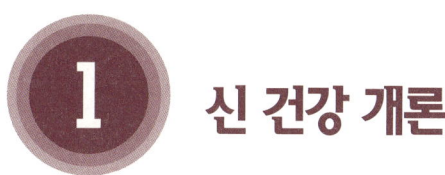

신 건강 개론

1. 건강(健康)

건강을 정의 하자면, 산 생명은 몸이 있으므로 육체 건강이 우선되어야 한다. 육신은 맑은 혈액을 보유 유지해야 튼튼한 몸을 지탱할 수 있고, 동시에 그 몸에 들어있는 마음인 정신이 강직해야, 마음 씀씀이를 넉넉하게 여유롭게 쓸 수 있어, 그 어떤 혹독한 시련이나 난관도 극복할 수 있는 강한 정신력을 지녀야, 생태 환경의 곤란지경에서도 굳건히 견뎌갈 수 있을 것이다.

1) 육체건강

오늘날 우리사회는 경제적 여건이 향상되면서 음식물의 질적 수준만큼이나 양적인 증가가 뒤따라, 과식하는 경향이 두드러져 영양 과잉 현상이 야기되고 있다.

또한 편식에 따른 영양 편중으로 인한 여러 질병의 유발이 큰 문제로 대두되고 있다. 게다가 운동량의 절대 부족으로 인하여 인체 건강은 날로 약화되고 있는 현실이다.

과식 의욕은 기가 허하여 생기는 허기에서 비롯되고, 허기는 숨[1차 생명]의 절대량 부족에서 생긴다.

허기 지는 원인은 영양 분석 방향의 착오로 인한 먹거리의 재료를 유효 적절히 구성한 식단을 마련하지 못하는 데도 요인이 있다.

2) 정신건강

문명이 발달할수록 복잡한 사회구조와 환경의식을 감당하려면 체력에 이은 정신력이 바탕 되어야 한다.

우리 인류는 나날이 발전하는 물질문명을 뒤따를 만한 정신문화의 혁명적인 개선이 시급히 요망되는 시점에 와 있다.

정신 건강에 획기적 효과가 기대되는 기지개 호흡법의 출현은, 인류의 숙원인 심성계발은 물론 많은 이들이 고생하는 각종 정신 질환들을 일거에 예방하고, 치유도 확실히 할 수 있어 기대되는 바가 자못 크다.

더욱이 기지개 호흡법은 인류가 소원하는 정신통일을 이루는 원동력으로 손색이 없을 것이다.

2. 건강관리 기본상식

인체의 활력을 도모하기 위해선, 무엇보다도 인체가 지닌 구조적 생리현황과 자연섭생법의 기본 상식[지식]이 필요하다.

굳이 의학적 관점에서 상이한 점이 있을지라도, 현대과학의 생물학적 개념과 해부학적 개념의 차원을 넘어서는, 고서인 '황제내경(黃帝內徑)'을 토대로 한 내용들은 질병의 시달림에서 벗어나 자기 건강관리에 큰 도움이 될 것이다.

1) 식사(食事)

생명체의 기본 행위인 먹는 일[식사]은 자기 체질에 맞는 식성대로 골라 먹어야 스스로의 체력을 유지할 수 있다.

우리 인간은 만물의 영장인 만큼 최상의 최고급 품질을 지닌 식품을 섭취해야 하는데, 그것은 다름 아닌 식물의 결과물인 열매[씨앗]이다.

부식으로는 과실과 채소와 동물성의 단백질군도 필요하지만, 주식만은 특히 생명력이 강한 곡식이어야 한다.

그 이유는 살아있는 생명력과 소생력을 지닌 씨앗인 알곡이 인체의 세포 재생 기능을 가진 필수영양 생명원이기 때문이다.

2) 양식(養息)

앞서 누누이 얘기했듯이 양식이 되는 숨[마음]에는 지상의 각종 식품이 기체로 분해되어 무산된 영양원소 물질이 있다.

기지개 호흡으로의 섭생요령을 걸음마 단계부터 숙지하여 시도 때도 없이 아무 때나 먹을 수 있는 무위 섭생법을 익혀, 만물의 영장에 걸맞는 제격의 고급식사를 할 수 있어야 한다.

특히 양식인 '숨'은 '공기밥'이라 하여 공기 중의 영양을 아무런 걸름 없이 섭생하여, 직접 기를 보충해서 힘을 기르는 운기조식이란 발전적 호흡수단으로 향상시켜 나가야 한다.

기(氣)는 양식이 되는 기체(氣體) 식사식품이다. 공기밥을 요령껏 호흡하여 기를 갈아 마시고, 기술껏 숨[命]을 골라 먹어서 근기(根氣)를 채워 무의식적인 숨을 쉬는 것을 조식이라 하며, 기지개 켜기로 기와 숨을 보충시키는 행사를 '양식을 먹는다'고 하는 것이다.

기술적인 양식먹기 행위는 장차 저력을 발휘하기 위한 총체적인 수단 방법이다.

3) 음식(飮食)

현재 우리의 음식(飮食)73) 섭취법은 상당한 문제를 안고 있어, 정신건강은 물론 육체건강에도 꽤 많은 해악을 끼치고 있다. 겉맛인 감칠맛 위주의 식단 차림으로 영양의 불균형과 과식을 유발하는 문제가 있어, 하루 빨리 식단을 개선하지 않고는 그 부작용이 날이 갈수록 심각해져 갈 것이다.

사람에게 가장 적절한 식음법(食飮法)은 '혀'가 있는 까닭을 감안하여 혀로 '맛'을 분류하여 '맛이 있는 음식을 먹는' 식사법이라야 한다.

지상 제일의 식재료는 독성이 없으면서도 가장 영양 가치가 높은 식품인 '곡식'이다. 곡식을 익혀 밥을 지어먹는 식사법은 입맛에 맞춰먹기에는 좋으나, 익힌 식품은 효소 부족의 결정적인 단점이 있다.

따라서 화식(熄)은 소화불량에 의한 영양부족 현상이 일어나고 체질마다 영양 편중으로 정력 부족의 단점을 초래한다.

그래서 이의 해결방안으로 수 없는 대체재가 쏟아져 나오지만, 생명의 원리에 입각하는 기술이 뒤따르지 않아 역부족 현상이 반복되는 실정이다.

3. 건강 관리 증진 방안

소화불량으로 발생하는 포화현상의 해결책으로 효소 촉진을 위해 생[날] 곡식 섭취법을 병행해야 하나, 시중의 생식제품 가공방식으로는 영양 손실이 크고 냉증을 유발하는 등 문제가 생기기 쉽다.

특히 포화음식물을 소화하는 기능을 지닌 생식의 본질 개념을 제대로 파

---

71) 음식(飮食) : 지상에서 길러지는 2차 식품으로 입을 통해 내장된 소화기관에서 피와 살을 만들어내는 쌀밥에 속하는 보혈식품(補血食品).

악하지 못해, 생식은 살아있는 영양소 정도로 평가하고 있고, 지병이나 질환이 있는 특정인의 섭생식으로 알고 있는 한계성이 있다.

그러므로 보다 효율적이고 적절한 방식으로 개발한 생식제품이 필요하다. 수련 수행을 제대로 하기 위해서는 생식 섭생에 의한 피가 맑고 정갈한 체질이 필히 전제되어야 하기 때문이다.

그리고 곡식을 비롯한 각종 식품군은 맛에 따라 엄격히 구별하여, 오장육부에 골고루 필수 영양을 줄 수 있는 합리적인 황금비율 배합의 정확성을 기해야만 된다.

항간에 유통되는 생식제품의 주요는, 재료의 가짓수를 많이 배합하여 다양한 영양성분의 포함을 자랑으로 여기고 있다. 이러한 생식은 단기일에는 어느 정도 효력이 있으나, 장기적으로는 영양 불균형에 의한 또 다른 문제를 야기할 수 있다.

이는 <황제내경>의 자연원리에 입각한 논리 배경으로 <오행생식요법>의 자연섭생법을 십분 참조한 것이며, 오행 체질에 맞는 식사법으로 무병 내지는 치병의 근간을 마련하는 것이다.

1) 건사(健事)

건사(健事)란 건강하게 사는 일을 말한다. 사람이 건강하게 살아가려면 올바른 식사법으로 영양이 충족되어야 하는데 몸짓을 마음대로 놀릴 수 있는 힘이 있어 제대로 된 삶을 영위할 수 있어야 한다.

그러기 위해서는 육체와 아울러 정신 건강도 제대로 관리할 수 있는 지혜가 필요하고 투철한 실천 의지도 절대적으로 요구된다.

'건강'의 올바른 정의는 맑은 피를 유지보존 하는 건실(健實)함과, 기운이 있는 육체를 간수 보존 하는 강장(强壯)함이 있어야 한다.

전체성의 우주의식을 지닌 무한 지혜의 심성으로 이 세상의 물정[사물의 정황]을 제대로 알고 살아야 하기 때문이다.

특히 생사에 관한 이치를 터득하고, 삶의 진정한 가치와 죽음의 현실적인 사실적 이치를 깨달아, 인간생명을 활성화 하여 진화해 나가야 한다.

그러기 위해서는 눈을 크게 떠서 전체를 내다보는 안목을 키우고, 귀를 열어 다른 생명들이 내는 소리를 들으며 함께 어울려 더불어 사는 조화로운 세상을 만들어 가야한다.

2) 혈기론(血氣論)

인체의 기초적 기반이 되는 체질 구성의 생리구조 원리는 혈액으로 살과 뼈를 만들어 정력의 체격이 이루어지고, 기로 힘을 운용하는 능력을 길러 기력이 돋우어지는 데 있다.

맑고 깨끗한 피[血]는 병[탈] 없이 알맞은 살과 뼈를 만들고, 기운[氣]은 힘이 세고 질긴 골육과 혈액의 순환을 순조롭게 도와 건강한 체격을 유지하는 바탕이 된다.

또한 혈과 기는 생로병사의 굴욕에서 벗어나 자유로운 삶을 즐길 수 있는 본격 체위를 소지하는 무위 체질을 갖출 수 있게 해 준다.

피[혈]와 힘[기]을 활력 있게 하는 '혈기왕성' 제법은, 생명체에게 가장 필요한 근원요소를 활용하여 제대로 생명활동을 할 수 있도록 하는 근간이 되며, 우리 인간이 소망하는 생명활성의 관건이 되게 해준다.

인체생명에 있어서 의학적 소견이나 인체공학적 차원의 첨단 여부를 막론하고, 인체는 자연체인 만큼 부자연스러운 것은 역리가 되므로 자연스러움을 추구해야 한다.

인체는 진리체인 만큼 비밀이 있어서는 안 되므로 순리적이어야 하고, 모든 이들이 공유할 수 있는 알기 쉬운 정보로 공유되어야 한다.

인체의 근원생명은 혈과 기로 구성되어 자연적인 생리작용으로 운용되는 순수생명이므로, 굳이 첨단의 의료기술이나 생명공학적 학문으로만 해결되어지는 것이 결코 아님을 명심해야 한다.

그리고 특히 주목해야 할 것은 앞으로의 의학체계는 새로운 차원의 가치로 발전할 것인 바, 의학적 의술(醫術)보다 한 차원 뛰어넘는 인간 본위적인 인술(仁術)로, 진정한 건강 체질 개선 노력과 인명재천 원리를 십분 활용하는 실용적이고도 실질적인 첨단 인술학문이 부각될 것이다. '인술'이란 들된 사람을 참되게 하는 첨단의 고급 수단을 실행하는 고도의 술책을 말한다.
　※들됨:들깨와 참깨와 같은 이질성 비교용어

3) 보혈론(補血論)
혈액의 조성은 섭취한 음식물의 영양성분에 따라 보혈(補血)과 정혈(精血) 기능이 달라진다. 특히 체세포의 생명인자를 재구성 하는 조혈기능에 의해 좌우된다.

인체에 내장되어 있는 오장육부에 따라 각기 요구되는 필수 영양 성분이 달라서 이의 구별이 선행되지 않으면, 아무리 많은 여러 종류의 식품을 섭취한다 해도 적절한 영양 공급이 어려우며, 결국은 영양 편중 현상을 피할 길이 없어 탈을 일으키게 된다.

영양이 풍부하고 맑고 깨끗한 혈액이라야 병이 없고 탈이 나지 않는 체질이 될 것이다.

맑고 영양이 가득한 혈액을 조성하려면 인체에 내장된 오장육부에 가장 적절한 여섯 가지 곡식을 정확하게 황금 비율로 배합한 육곡생식(六穀生食)을 쌀밥에 토종 반찬으로 하는 식사와 곁들이면, 날곡식에 들어 있는 효소 성분이 섭취음식물을 소화 분해 하여, 혈액세포 속의 포화 성분들로 인해 고지혈성으로 울체된 체증(滯症)을 소화하여, 그야말로 10년 묵은 체증을 해소하게 된다.

음식은 맛있게 먹고 즐기면서 소화 영양제로 육곡생식을 차 한 잔 마시는 후식개념으로 곁들여 주면 즐거운 식사와 함께 건강 다이어트는 물론 병치 효과와 두뇌 건강을 얻어 낼 수 있는 일석삼조의 건사(健事)가 된다.

> **<참고할 일>**
>
> 식사할 때 소화를 돕기 위해 물을 따로 먹는 경우가 있으나, 이는 어디까지나 화식 위주의 식사로 소화기능이 떨어져서 취하는 하나의 요령이다. 그러나 식사와 함께 날곡식을 곁들이면 물을 함께 먹어도 효소 분해 작용을 하므로 소화에 그다지 지장을 주지 않음을 알아둘 일이다.

4) 보기론(補氣論)

피가 맑고 깨끗하면 병도 없고 비만도 없어지며 두뇌도 맑아져 학업은 물론 치매도 예방된다. 하지만 신체에 병만 없다고 다 되는 건 아니다. 병이 없어야 함은 물론이지만 사람이 살아가는 데에는 살아갈 수 있는 생명력인 '힘[기운]'이 있어야 한다.

생명체에 힘을 기르려면 기운을 축적해야 하는데, 기를 보강하는 것을 보기(補氣)라고 한다.

보기의 제일 법은 '호흡'으로써, 숨을 쉬는 요령과 방법 여하에 따라 겉심인 뚝심을 쓰느냐, 아니면 속심인 '숨은 힘'을 길러 저력을 발휘 할 수 있느냐로 갈린다.

보기의 기능성 정도에 의해 가려지는 근력의 차이는 단전호흡 등 일련의 부분 호흡법으로는 한계가 있다.

생명의 근본원리와 인체구조의 생리를 파악하여 호흡의 요령과 기술적 기능성을 고려한, 폐첨호흡에 이어 피부호흡에 더한 골수호흡으로 무위도식 자연호흡 기능이 배양되어야, 근기가 설정되어 근력을 쓸 수 있고 저력을 발휘하는 능력이 생긴다.

인간의 숨은 힘인 저력(底力)은 인체의 가장 깊은 곳인 뼛속에 기운이 차야, 근기(根氣)가 바로 서서 근원적인 힘인 원력을 발현해 낼 수 있게 된다.

맑은 피를 지니는 정혈(精血)로 병 없는 체질과 근원의 기로 다지는 기력(氣力)을 다져서, 힘이 센 체력이 바탕 되어야 진정한 건강체로의 건사(建事)가 된다.

4. 식재료

1) 독성 중화 식재료의 섭생

현대 농법의 대량 생산 체제로 인한 농약 사용 과잉으로 각종 농산물이나 제품화된 식품 일체가 중금속 등의 독성분이 함유된 식품을 어쩔 수 없이 섭취하고 있는 형편이다.

이의 해결책으로 선식이라는 미숫가루를 권한다. 인체에 가장 영양분이 많은 식품은 곡식이고, 미숫가루는 곡식을 볶을 때 곡식의 속껍질이 적당하게 태워지면서 탄소[숯] 성분이 생겨난다. 이것은 체내의 혈중 독소를 중화시키는 독성 소화[중화]작용을 발휘하는 역할을 한다.

다만 선식[미숫가루]도 익힌 식품이어서 식음 시 체내에서 절대량의 효소 생성을 하지 못하므로, 영양은 만점이나 소화에 지장을 주는 것이 흠이다. 육곡 선식을 식사와 함께 곁들이거나 숭늉으로 끓여 먹으면, 상당 효과를 체험할 것이다.

2) 소화분해 효소 식재료의 섭취

인체에 발생하는 갖가지 질병 요인은 대개가 섭취 음식물의 소화 불량에 의한 포화로, 체증이 누적된 포화 현상으로 야기된다.

소화(消化)란 기화(氣化)를 말하는 것으로, 사실상 소화(素化)라 하는 것이 옳은 표현이다.

음식물이 소화되려면 식품 자체에 소화 효소 성분이 함유되어야 하는데, 식품이 익으면 효소 소재가 변질되어 절대량의 소화 효소가 부족해진다.

소화효소 부족현상이 장기적으로 지속되면 소화불량 증세가 누적되어 혈액세포 내에 소화되지 않은 단백질, 지방질과 같은 이물들이 포화되어 탁혈의 원인이 된다.

이것은 만성 체증현상에 의한 인체부위 각 요소의 세포와 혈액세포에 이상 현상을 발생시켜, 혈소인자 변이에 의한 세포의 변질을 초래하여 병을 일으키는 주원인이 된다.

육곡생식을 식사와 함께 곁들이면, 소화 분해효소 작용을 촉진시켜 먹은 음식물이 충분히 분해되는 소화작용으로 상당량의 영양소가 체내에 흡수되어, 혈액세포 내의 포화물질을 소화시켜 혈액이 맑아지게 된다.

나아가 예로부터 전해져 내려오는 흰곰팡이 효소는 지상의 썩은 물질들을 중화시키고, 인체에 포화된 각종의 이질성분을 효소분해 하여 제 질병의 치료는 물론 체세포 생성활동에 결정적인 역할을 한다.

우리 고유의 곰팡이류 효소요소를 잘 살려서 생명체 전반에 적용 운용한다면, 그야말로 10년 묵은 체증이 사라지는 효험을 보게 되고 보다 건강하고 정갈한 체질을 유지할 수 있게 된다.

> **소화(素化)의 정의**
>
> 소화의 진정한 의미는 섭취음식물이 체내에서 포화되지 않게 효소분해 작용을 일으켜, 혈액세포를 정갈하게 하는 원리를 말한다.

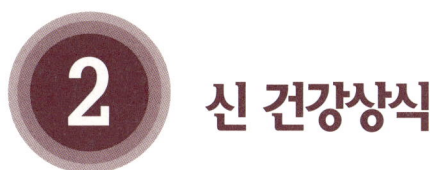

2 신 건강상식

1. 신 건강 상식

1) 건강개념의 일반상식화

우리 인류는 오랜 세월을 두고 생로병사의 질곡에 시달리며 고통을 안고 살아왔으나, 아직도 늙고 병드는 것에 대한 대안이 모호하고 더욱 생사에 대한 원리를 몰라 헤매고 있다. 또한 생로병사의 비밀을 밝혀내려 해부학적인 가시적(可視的) 확대기술과 병리실험 수단을 동원하여 연구하는 것이 현실이다.

생명이 지닌 근본원리는 확대하여 읽는다고 보여 지는 시시한 것이 아니며, 병리적 실험에 의해 밝혀낼 수 있는 시계(視界)차원의 생리가 아니다.

생명의 근원을 살피려면 '격세지간(隔世之間)'이라는, 세간(世間)의 보이지 않는 격막 사이의 실속을 들여다 볼 줄 알아야 생명이 지닌 근원을 알 수 있고, 늙고 병듦의 이치는 물론 생사의 이치까지도 캐내어 알 수 있으며, 제대로 된 인간생명의 활성방안을 수립할 수 있다.

앞으로 정신체계와 과학기술이 함께 손을 맞잡고 인간생명에 대한 깨달음과 자연섭리를 병행 연구 해 가면, 머지않아 첨단 사안의 해결방안이 마련될 것이다.

　사람의 몸과 마음에 병이 드는 이유는, 생물학적으로는 부모로부터 물려받은 유전적 생명인자의 염기배열에 차질이 빚어져, 염색정도에 문제가 생기면서 세포조직에까지 영향이 미쳐서 신체와 정신에 탈이 나는 것이다.
　또한 생리학적 요인으로는 자기관리 소홀로 인한 실책에서 비롯된다. 입맛 위주의 식탐으로 인하여 과식과 편식을 일삼아 소화불량에 의한 만성체증에 걸린 것이 주요원인이다.

　게다가 운동요법을 게을리 하여, 편리한 것만 찾아 움직임이 적어 열량소비가 되지 않아, 혈액세포에 포화 물질이 소화분해 되지 않은 채 체내에 누적되어 체증(滯症)에 걸린 것이다.
　특히 호흡요법의 이론적 체계나 실천적 행실을 전혀 몰라 복잡한 이론만 무성한 현대의학에 의존해 보지만, 감기 하나 제대로 고치지 못하는 게 첨단의학의 현실이다. 이제는 지식의 한계를 벗어나 지혜의 장을 열어가는 이화세계를 마음껏 펼쳐갈 시기가 온 것이다.

　자기 자신인 인체를 관장하는 데에는 학문적 연구나 경험적 임상에 의존하는 구시대적 발상에서 벗어나야 한다. 첨단 과학적 도구를 이용하여 세포를 들여다보고, 이상세포와의 싸움[항암 등]을 건다든가 세균과의 전쟁[항균 등]을 치르는 등의 어리석은 짓은 지양해야 한다.

　성질이 변한 세포는 잠재워서 안정을 시켜야 하고, 성질이 포악해진 세균은 잘 달래고 친화시켜 공생공존 해야 한다.
　이 세상엔 사실상 악도 적도 없음을 의학도들은 명심해야 한다.

환경친화의 근본원리는 중화적(中和的)인 '효소화'에 있고, 그 매체는 미생물인 곰팡이류와 지상제일의 최고급 효소식품인 쌀[잡곡]에 있다. 그 외의 것들도 절대적으로 필요하나, 효율성에서 차별되는 선택적인 부재료에 속한다.

> **<알아둘 일>**
>
> 무병(無病)의 선결은 음식물의 소화 불량으로 포화된 영양분을 소화 분해 흡수하여 정혈기능을 향상 시키는 데 있고, 장수(壯壽)의 요결은 양식물의 호흡불량으로 부족한 영양소를 골라먹는 숨 쉬기로 수명을 연장(鍊壯: 가꾸어 다짐) 하는 데 달려 있다.

(1) 인체 면역론

세균성 감염 내지 병원성 질환 운운함은 인체가 지닌 본연의 위대한 면역능력을 몰라서 하는 말이다.

인간 체위의 위상은 만물 중의 으뜸이어서 균형 있는 영양식품을 제대로만 섭생해 주면, 어떠한 세균성 질환도 이겨 낼 수 있는 저항성 면역력을 지니고 있다.

암이나 종양 같은 세포변이 질환도 원래대로 정상화시키는 재생기능을 가진 것이 인간이 지닌 본질의 생명활성 능력으로, 그때그때 환경적응을 위한 면역능력을 발휘하는 것이 인체가 지닌 본연의 생명진화 기능이다.

인류시원 이래 수만 년을 두고 우리 인류인간이 진화된 삶을 유지보존 해온 배경에는, 당시의 어떠한 환경에도 즉각 즉시 적응하는 탁월한 면역기능이 작용한 덕분이다.

현대의학은 인간이 간직한 엄청난 본래 능력을 인지해 내어 인체의 기능을 활용할 줄 알아야 한다. 그리고 고급기술은 어렵고 복잡해야만 되는 것이 절대로 아니며, 오히려 고급차원일수록 응용력이 수월하여 손쉬운 것이어야 제법[제대로 된 방법]이라 할 수 있다.

　진리는 너무도 쉬운 것이어서, 눈앞에 뻔히 보이는 사실적 현실만이 참된 자연의 이치[진리]임을 직시해야 한다. 다시 말하면 자연스럽지 않은 것은 이미 순리의학이 아니며, 자연을 거스른 의료학문은 결국 현실 감안을 무시한, 이상에 치우친 이상한 역리의술이 되고 만다는 뜻이다.

　모든 병은 오직 '한 가지' 기초적이고도 근본적 생명본질인 '혈액(血液)'의 이상 현상이다. 혈액의 이상요인은 음식 섭생의 잘못에서 기인되고, 몸과 마음이 나약한 이유는 기가 부족해서 생긴 허기(虛氣)이다.
　허기 현상은 호흡 제법을 몰라 호흡불량에 의한 기(氣) 부족으로 기운을 제대로 쓰지 못해서 생기는 현상이다.
　음식을 제대로 먹어주어 혈액을 맑고 깨끗하게 해주며, 숨을 제대로 쉬게 해주어 기운이 차면 병도 없고 힘도 좋게되는 혈기왕성한 체질이 된다.

(2) 인간 본능[인간 본래 능력]

　인간이 진정 만물 중의 영장이라면, 짐승들도 그다지 걸리지 않는 병을 걱정 한다는 것은, 부끄러운 일이고 화가 나는 일이 아닐 수 없다. 인간이 지닌 본래의 능력은 무한한 가능성을 지닌 무위존재이다.
　인간은 자기 계발 여하에 따라 별다른 기능과 지능을 고도로 발달시켜 무한가능의 세계를 열어갈 수 있다.

　온 인류는 상당한 시간과 자금을 건강에 쏟아 부으며 안간힘을 쓰고 있으나, 복잡하고 어려운 기술만을 고집하여 그 해법을 매일 먹는 식량에서 찾으려 하지 않고, 굳이 식사 다음의 기타 제재의 물질인 복약이나 주사, 수술로 대신하려 한다.
　인간이 지닌 본래능력은 건강 따위를 염려해야 하는 하찮은 위상존재가 아니다.

　인체가 지닌 위력은 계발 여하에 따라 건강차원 쯤은 간단없이 초월해서, 한 차원 높게 발전하여 자아완성이라는 환골탈태의 체질 개선을 목표로 하는 것에 있다.

　탈태란 어버이로부터 물려받은 탯줄에 의한 생태를 벗어나는 수업이고, 환골이란 부모의 몸을 나누어 받은 골격을 바꿔내는, 그러니까 물려받은 유전자를 자위적 무위기능인 저력으로 생명인자를 개선해 내는 작업이다.

　인간본능이 지닌 당연지사란 인간이 부여받은 조건대로 스스로 찾아낸 새로운 자기 생명인자인 본래마음 물질로, 새로운 생명체계인 인간질성으로 변환시켜 새 삶을 살도록 생리적으로 구조된 것이, 인간이 지닌 본래체질의 구성인자이며, 필수불가결의 구조적 모순을 해결하려는 것이 인간된 도리이다.

　한 마디로 인간은 두 번 태어나서 두 번 살고 두 번 죽는 사주를 타고난 숙명존재이다.

　어쩔 수 없는 숙명적 사주를 뒤바꾸는 행위인 '운명(運命)'이라는 기발한 수작 걸기로, 팔자를 고쳐 사는 것이 인간으로서의 복락이며, 행복을 누리고 못하고는 자구노력의 여부에 달린 복불복이다.

　그래서 우리는 곧잘 '팔자는 시간 문제'라는 암시적 일상용어를 써왔던 것이다.

　결론적으로 인간의 본래능력인 인간본능은 갱생의 삶을 살지 않으면 안 되는 신체구조의 모순을 지니고 태어났다.

　그러므로 재생수작 수단으로 혈기를 왕성하게 하여 근기를 채워 근력을 쓸 수 있는 저력을 발휘 하여, 아기가 젖을 떼듯, 매미가 허물을 벗듯, 탈태 수작을 감행하여 올챙이에서 개구리로의 변태 수순을 밟아 살아가듯이, 인간체질도 탈태 수업을 거쳐 환골의 순서를 밟아야만, 인간다운 인간으로서의 참모습으로 참된 삶을 멋들어지게 살도록 조건되어 있다.

> **<꼭 알아둘 일>**
>
> '운명' 이란 용어의 정의는, 숙명적으로 주어진 사주팔자 신세인 자기 자신의 어쩔 수 없는 수명을, 정신수련이라는 수행방법을 동원하여 '명재촉' 이란 수작 걸기로, 스스로의 사주(四主)를 움직여 팔자를 바꾸어 내는 작업을 운명이라 하는 것이다. 운명수업의 결과는 팔자(八字)를 인자(人字)로 고치는 것으로 다시 말해 인자(仁者)로 고쳐 바꾸는 수업을 의미한다.

항간에서 알고 있듯, 숙명과 혼돈하여 주어진 인명재천에 비유 적용 한다거나, 팔자(八字)의 어원을 제대로 정의하지 못한 사고(思考)범주로 해석하려 든다면, 지금까지의 행태가 그러하듯 점을 친다거나 역술에 적용 운용하는 등의 가치하락으로, 오리무중의 미로를 벗어나지 못할 것이다.

2) 기(氣)와 혈(血)

(1) 기혈순환론(氣血循環論)

생명의 근원은 피[血]이고 피는 살이 되고 뼈가 되어 육체의 격조를 이루는 몸으로 성숙된다.

생명체는 살아갈 수 있는 힘이 되는 기(氣)가 필수적으로 요구된다. 혈액은 몸을 구성하는 근본요소이지만, 그 몸을 움직이는 원동력은 기운(氣運)이므로 기와 혈은 절대관계를 지닌 상관관계의 이원일체 합일물이다.

피가 가진 본성은 맑고 깨끗할수록 탈이 없고 병도 없다. 피에 가세해 지는 기의 근성은 겉심인 뚝심과 아울러 속심인 원력이 있어야 기력을 제대로 쓸 수 있다. 또한 마음에 힘[염력]을 불어넣어 마음먹은 대로 할 수 있는 저력(底力)도 나온다.

맑고 깨끗한 혈액을 보유하려면, 정혈기능이 뛰어난 일상식품에서 찾아, 상시로 식사에서 보혈효과를 얻어내야 제격이다.

힘 있고 정갈한 기를 몸에 축적하려면 기발한 호흡기술이 필요하다.

우리 민족은 예로부터 '기지개'라는 이름으로 기를 몸에 지리는 행위를 자기도 모르게 생활 속에서 해왔던 것이다.

다만 기지개의 정의를 몰라 그저 경직된 몸을 이완시키려는 수단으로만 알고, 그 속에 숨은 고차원의 기술적 가치를 간과하여 끈기[根氣]를 충족시킬 수 있는 제법이 기지개 호흡법 인데도, 등잔 밑이 어두워 눈앞에 두고도 써먹을 줄 몰랐던 것이다.

만병의 근원은 혈액이 탁하여 생기는 것이므로, 만병은 곧 일병인 혈액의 병이다.

따라서 백방의 치료법 또한 오직 일방의 정혈법(精血法)에 있는 것이다.

만 가지 병명은 혈액에서 빌미된 각 부위에 생기는 이상증세 마다에 일일이 이름을 붙여준 것에 불과할 뿐이어서, 그러한 만병도 그 병명의 근원인 혈액을, 맑고 깨끗하게 해주면 말끔히 해결되는 것은 당연한 이치이다.

그래서 만병통치란 용어도 사실상 어패가 있는 구차한 말인 것이며, 일병일치(一病一治)의 일법으로 만사형통의 일방통치(一方通治)가 있음을 명심해야 할 일이다.

진리란 눈앞에 펼쳐진 뻔한 것이어서, 구태의연한 자기고집을 꺾어 개체의식을 버리고 전체의식으로 확장하여 깨닫기만 하면 만사가 쉽게 풀려나갈 것을, 어렵고 복잡해야 고고한 것으로 착오하여 머리를 짜내는 연구실험으로 점점 이상론에 빠져드는 것이 오늘날의 의학이고 의술이라 할 수있다.

인체는 곧 자연체이다. 우주생명의 원리를 그대로 인간생명에 적용해 보면, 하늘엔 기[힘]와 숨[생명]이 있으니, 공기와 원기를 먹어 힘을 쓸 수 있게 호흡하고, 지상에는 피가 되고 살이 되는 보혈식품이 있으니 혈과 기를 적절히 보충해 주면 그 어떤 병도 예방치유가 가능하다.

  그러나 보다 바람직한 소망은 인간위상의 향상을 위한 무병장수의 기반조성이 되는 인체생명 활성에 가치를 두는 것이다.

  이 세상의 어떠한 일도 쉽게 생각하면 수월하게 풀어지고 온전하게 될 수 있지만, 어렵게 생각하면 한없이 어려운 것이 세상만사이다. 쉬운 길을 찾으면 쉽게 갈 수 있는 것이 제 길인데도, 어려운 길만을 고집한다면 먼 길이 될 수밖에 없는 노릇이다.

  세상물정을 알아내는 깨달음의 길이란 일류대학의 배움터나 유명인사의 가르침에 있는 것이 결코 아니다. 경력이나 학력은 물론 그 어떤 해박한 지식이 오히려 방해 요인임을 짚고 넘어가야 할 것이다.

  다시 한 번 말하거니와 세상사의 참된 이치는 진정 어렵지 않은 쉬운 것에 있음을 유념할 일이다.

(2) 혈기왕성론(血氣旺盛論)

  유사 이래 많은 석학들이 만병의 원인과 치병의 처방을 위해 부단한 노력을 해왔으나, 당뇨나 고혈압 같은 병 같지도 않은 병조차도 치료하지 못하고 있는 현실은 의료계의 부끄러움이고 만물의 영장으로서도 창피한 일이다.

  '오뉴월 감기는 개도 안 걸린다.'는 말은 이러한 현실을 빗댄 말이다.

  감기란 기감(氣感)의 의미로 기운의 정도인 기분을 감지한다는 뜻이다. 따라서 신체의 기질이나 기분 정도를 감지하여, 인체 스스로 면역처치를 하는 것이다.

  그런데 현대의학은 이를 병원균에 의한 세균성으로만 누명을 씌워 항균처방으로 자기생명 진화를 위한 자가면역 치료법을, 강제적으로 억제하고 있으니 그 화를 감당하기 어려울 때가 올 것이다.

감기란 체질상의 면역체계가 저하되면 예방주사를 맞듯 예방조처로 몸살을 앓는 것이고, 심하여 체력이 저하되면 세균성 감염을 당하는 것은 당연한 것이다.

이러한 자가면역 조치를 손수 치르는 것이 기를 가지고 침을 놓는 '기침'이고 기를 이용하여 감내하는 '감기'이므로, 순순히 앓고 이겨내는 것이 가장 좋은 치료법이 된다.

예방주사는 맞으면서도 예방주사와 똑같은 감기는 피하려 하는 까닭이 무엇인가를 짚어봐야 할 필요가 있다.

그 외의 당뇨, 고혈압도 혈중 지용성 물질이 소화분해가 되지 않은 고지혈 등의 탁한 혈액이 체세포에 포화되어, 영양공급이 제대로 되지 않아 이러저런 탈을 불러일으키는 혈액의 소화분해 불량으로 인한 포화체증 현상이다.

만병이란 이름만 많았지 사실상 알고 보면 오직 하나 '혈액의 탈'이다.

허약체질의 경우도 기 부족으로 생기는 허기(虛氣)현상이므로, 혈과 기가 왕성하면 기혈순환이 순조롭고 활동력이 강화되어 병 없고 힘 있는 알찬 체질을 영위할 수 있다.

고래로부터 전해 내려오는 우리 민족 고유의 '혈기왕성론'은 진정한 건강의 척도가 된다.

'만병 즉 일병'은 병명의 일명칭일 뿐이다. 치유의 묘방은 혈기를 왕성케 하는 일방처방인 '백방 즉 일방'이 제일법이다.

생로병사를 포함하는 세상만사는 일체가 둘도 없는, 오직 하나뿐인 유일무이의 일체불이인 일병, 일방, 일치의 일원적 개념인 자연원리 예방처방이 제일가는 최선책이다.

혈기가 왕성하면 병으로부터의 해방은 말할 것도 없고, 참신한 창의적 사고력으로 늘 새로움에의 도전적인 활력을 찾게 된다.

다만 혈기왕성 방법이 무엇인가를 적극적으로 고민하여, 생물화학적 약리작용법이 아닌, 근원생명의 자연생리적 요법인 생명활성 제법을 적용해야 할 것이다.

그것은 다름 아닌 소화분해 효소를 가장 많이 생성하는 날곡식으로, 보혈과 정혈작용을 도모하여 만병을 일거에 해소하고, 공중에 무한대로 깔려있는 숨을 골라먹어 기력을 증강하고, 아울러 근력을 보강하여 저력을 키우는 음식과 양식 식사법을 실행하는 데에 있다.

3) 질환의 치유

(1) 불치(不治)와 난치(難治)

불치나 난치와 같은 질병 질환의 치병이 어려운 것은 한마디로 근본원인을 몰라서이고, 원인을 알지 못하니 제법의 치료법 또한 제대로 알 리가 없는 것은 당연하다.

인체구조의 생리를 알아내려면, 먼저 인간생명의 근본인 우주생명의 섭리를 알아내야 한다.

우리가 마시는 숨의 성질과 소질을 간파해서 인체에 적용할 방법을 찾아야 할 것이고, 인체의 구조적 모순을 알아내어 생리적 부조화가 일어나는 원인 규명과, 인체의 구조적 생리현상을 우주생명의 원리에 입각하여 파악해 내어야 한다.

그래야만 발병의 원인과 거기에 따르는 제일법의 직방 처방으로, 불치는 물론 난치마저도 쉽사리 해결할 수 있을 것이다.

의학적으로 치병에 어려움을 겪는 가장 큰 이유는, 복잡 미묘하고 오묘한 기술만이 최고의술인 줄 착각하여 난관에 부딪치기 때문이다. 인체란 다름 아닌 우주생명과 같은 우아일체의 자연체이자 우주실체이며 '생명'이라는 우주물자의 근원이치를 담은 우주체질임을 간과해서 생기는 착오에서 비롯된다.

만물의 근본이치를 알아야 하는 이유는 인간도 만상만물의 일원이기 때문이다. 먼저 우주생명의 원리를 알아야 하고, 우주생명에 입각해서 인체가 지닌 생리적 구조를 적용해야만 질병치유는 물론, 치병보다 한 차원 높은 예방조치가 가능할 것이다.

상호간의 상대 비교적 원리적용과 절대적 생리작용을 응용하면 너무 쉽고 간단한 원인과 처방이 고스란히 그 속에 숨어 있음을 발견하게 된다.

그만큼 상당한 조심과 간단없는 노력이 뒤따라야 하는 것은 물론이다.

(2) 백방(百方)이 무효란 말

우리는 생활용어로 '백방이 무효'라는 말을 곧잘 쓰는데, 발병한 지병에 묘약이라 하여 백방으로 처방을 해도 근원적인 원인을 모르고 치병하려는 처사는 별무 효과란 뜻이다.

백방이 무효가 되는 이유는 처방의 제법을 찾지 못해서이다. 보다 더 근본적인 이유는 근원생명의 원리를 몰라 사전조치 소홀이 가장 큰 원인이다.

제일법이란 오직 한 가지의 법이 되는 것이니, 일법을 몰라 비껴간 백방의 묘약이라 한들 제법일 리가 없다는 의미이다.

치병을 위한 처방이란 원래 일방 처방을 원칙으로 하는 것이 불문율인데, 서양의술이 지배되면서 일병이 만병으로 쪼개지고 일방이 백방으로 나눠지는 어이없는 일이 벌어지고 만 것이다.

만사란 나누면 나눌수록 난해해져서 어려워지는 게 수리(數理)의 원리이다. 하나의 몸을 백 갈래 만 갈래로 찢고 나눌수록, 하나의 병도 오만잡병으로 복잡해져 고칠 수 없는 해괴한 질환이 되고, 난치성 고질병이 될 수밖에 없게 된다.

  우주와 인체는 자연물질체이므로, 자연체에는 결코 어려움이란 있을 수 없는 일로써, 우주공간은 공허하게 탁 트여 열려 있어 어느 것 하나 숨길 수 없는 투명공간이다. 안 보이는 것도 없고 어려울 것도 없는 극히 평범한 자연체질 물성물자이다.
  그러므로 발병 또한 혈액이라는 근원적 생명원에 이상이 생긴 것이니, 음식처방으로 피를 맑게 해주고, 호흡처방으로 기를 장하게 해주면, 혈기가 왕성해져서 기혈순환이 원활해지므로 불치나 난치의 곤란함이 사라지게 된다.

(3) 만병 일병론(萬病卽一病論)

  이 세상은 오직 하나뿐인 한 세상으로 우주도 하나, 공간도 시간도 하나뿐인, 둘도 없는 일체불이의 유일무이한 하나의 '한' 세상이다.
  우리네의 내력인 한 사상도 하나인 한의 뿌리이고, 모든 것의 사정이 한의 전체우주에서 나온 개체우주라서, 근원을 따져 봐도 본래의 성질을 살펴봐도 하나같이 같은 물성의 자질을 갖추었다.
  탈이 나는 것도 근본원리를 따져보면, 하나의 원인에 뿌리를 두고 여러가지로 나뉜 지엽적인 문제다.

  인체는 제각각의 개성마다 탈이 나는 정도가 틀리고 질환의 부위도 각각 다르다.
  만병의 근원은 단 하나 혈액의 맑기 정도에 달려 있다. 위장병도 두통도 암도 세균성 질환도 하나같이 혈액의 이상 정도의 증상에 따라 병명이 붙여지는 것뿐이다.

  이치가 이러한데도 오늘날의 의료행위는 근원을 찾지 않고, 가지에 속하는 환부만을 가지고 씨름하는 수준에 머물러 정작 필요한 내과적 치료술은 답보에 그치고 있는 형편이다. 다만 외과적 수술기술은 날로 발전해 그나마 다행이라 하겠다.

그러나 귀중한 인체에 칼을 들이대는 수술행위는 너무도 끔찍한 일이어서 우리의 어른들은 '신체발부수지부모(身體髮膚受之父母)'라는 주장을 내세워 부모로부터 물려받은 몸뚱어리의 어떤 일부도 떼어내서는 안 된다는 주장을 하였다.

그런데 그 이면에는 근원치료를 전제하여 자연의 원리에 입각하는 일병지론과 일방처방의 도식적 치유법인 민간처방이라는 이름의 자연치유 처방전이 숨어 있었던 것이다. 우리 후손은 또 그렇게 너나없이 내력으로 자기도 모르게 그 처방을 쓰고 있다.

이것이 바로 각개의 부위는 다르나 한 몸에 발생된 일병에 근거하는 치료행위이다.

굳이 의사가 아니더라도 기혈의 순환 여부를 짐짓 가려내어 체증(滯症)을 뚫어주거나 독성의 독기를 빼주는 식의 처방을 한 것이다.

(4) 일방처방(一方處方)의 묘약(妙藥)

백방이 무효가 되는 이유는, 정확한 원인을 밝히지 않고, 이리저리 이것저것 방편을 취해보는 것을 백방이라 하는 것이며, 사실상 치료 될 수 있는 제일법의 처치방법이 아니라는 의미이다.

모든 질병이 증상이 다르다 해서 만병이 결코 아닌 것이다. 그것이 또 세균에 의한 병원성이건 세포의 이질성이건 혈액이 지닌 면역력과 혈액의 유전인자가 지닌 염기성의 배열 변이나, 염색소 변색도 혈액의 영양문제이거나, 혈액에 깃들어야 할 기(氣)부족 현상에서 온다.

세균성 병원균 또한 질환 부위는 세포활성 기능이 허약해지면, 자연히 바이러스 증식에 의한 감염 증대로 염증이 심해지는 건 당연한 이치이다.

정리하자면, 바이러스성 질병 질환의 원인이 세균 감염에 의한 것이라기보다는, 혈액을 비롯한 질환 부위의 허약성으로 병원균이 성행하는 현상의 증상이라 해야 할 것이다.

인체본능의 위대성은 만물의 영장이라는 이름에 걸맞는 무소불위의 생동력 내지는 활성력을 소지하고 있고, 지구상에서 유일하게 만상물 중에 인물(人物)의 위치를 확보하고 있어서 이들의 주인격으로 만물을 이용하고 활용하여 사물(事物)로 써먹는 고급술책에 있다.

지구상에서의 최고급 고등동물인 인류 인간의 지능 인지기능은 일반 사고 범주의 한계를 벗어나는 무한지혜를 지니므로, 만병에 시달리고 불치 난치에 고역을 치러도, 결국은 그 원인을 밝혀내고 인체가 지닌 구조적 난제를 해결해내고 말 것이다.

만병은 '일병'이므로 그 치유 처방 제법도 '일방'의 일법이 있는데, 그것은 피를 맑게 하는 정혈제법과 보혈수법이다.

그리고 기를 장(壯)하게 하는 강장수법과 보기수단을 연마하여, 만병을 일병으로 몰아서 백방을 일방으로 처치해야 한다.

그리하여 인간은 병마와의 하찮은 싸움에서 벗어나, 진정으로 고급인력의 가치에 맞는 인류복지 차원의 미래지향적 절대 사안인, 자기계발에 의한, 인간생명 진화에 발 벗고 나서야 하는 귀중존재로서의 자구책을 강구해야 할 것이다.

4) 효소(酵素)와 생곡식(生穀食)

(1) 소화효소 이야기

일반인은 대체로 먹은 음식물이 속에서 꺼져 내려가면, 소화(消化)가 되었다고 생각한다.

그러나 사실은 섭취 음식물의 대부분은 소화가 되지 않은 채 꺼져 내려가 배변으로 배설되고, 소화되지 않은 영양물질은 체세포 내에 고스란히 포화되어, 이로 인한 각종의 탈을 불러일으키게 된다.

이의 원인은 화식 위주의 식단으로 짜인 식습관 때문이다. 익힌 식품은 체내에서 절대량의 소화효소를 생성해 내지 못해 음식물 분해가 잘 안 되고, 혈액세포 내에 포화된 채 영양 공급이 제대로 되지 않아서 영양 불균형과 영양부족 현상으로 여러 가지 질병이 생겨나는 것이다.

사실상 소화의 정의는 나노분해 정도의 기화(氣化: 소화)를 의미한다. 소화분해를 하는 주된 요소는 효소이다. 생물[날것]인 과일, 채소와 같은 익지 않은 생식품이 체내에 들어가면, 효소를 생성하여 섭취 음식물을 효소분해 작용으로 미분화 하여, 체내에 골고루 영양 흡수가 잘 되도록 미세화 하고, 혈액세포에 포화되지 않도록 한다. 이것을 소화라고 한다.

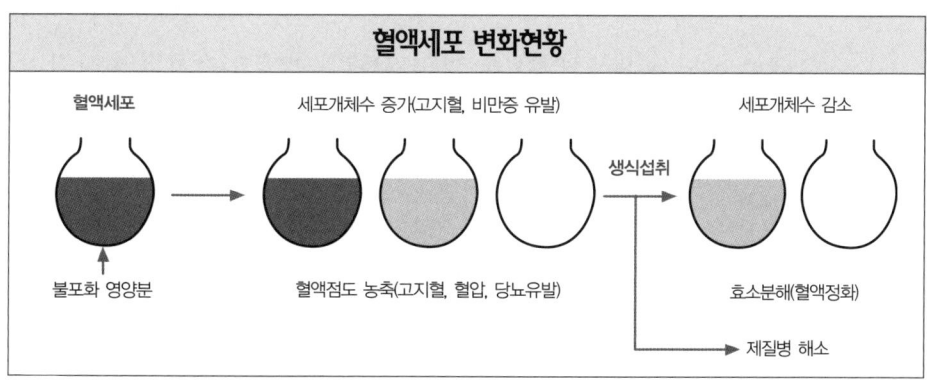

일반적으로 쓰이는 소화(消化)의 한자 표기는 소화(素化)라는 흴 소(素)자를 써서 기화(氣化)인 원소화(元素化)의 개념으로 정립이 되어야 한다.

> **알아둘 일**
>
> 음식물이 분해되어 영양원으로 쓰일 때, 소화된 영양물질이 액체인 혈액으로 변환하면 체세포 구성에 일조하여 몸을 유지보존 하는 정력이 길러지게 되고, 기체로 소화(素化)되면 마음이라는 의식물성인 사고(思考)물질로 변환되어, 기화한 심성물성은 생각을 하고 마음을 내어 기력[힘씀]을 쓰는 역할을 하게된다.

한마디로 소화는 효소화를 의미하는 것이다. 음식물을 초미세 분해하여 영양이 나뉘도록 해서 체내에 흡수시켜, 피가 되고 살이 되게 하는 조혈과 정혈의 혈행작용을 하도록 한다.

다시 말해서 소화의 정의는 섭취된 음식물이 위장에서 대장을 거쳐 배변되기까지의 먹은 음식이 속에서 꺼져 내려가는 과정의 경황을 설명하는 것이 아니고, 먹은 음식물을 체내에서 효소분해 시켜, 필수영양소가 몸 전체에 고루 흡수되는 것임을 주지해야 한다.

(2) 생식(生食) 이야기

일반적으로 생식은 날것으로 된 식품으로 살아있는 영양을 먹는 것으로만 알고 있는 것이 상식이다. 그런데 영양분이란 익힌 것이나 날것이나 큰 차이가 나는 것이 아님이 생물학적으로 밝혀지듯이, 영양의 정의는 약간의 변질과 차이는 있겠으나 생식과 화식을 불문하고 그 속에 들어있는 영양성분은 고스란히 간직하고 있는 것이 사실이다.

생식이 지닌 가치로서 확실히 규명되어야 할 것은, 살아있음(生)의 의미를 다시 한 번 살펴봐야 하는 것이다.

생명력이란 활성력을 뜻하는 것이며, 생명활성 운동을 하는 것은 영양성분을 자원으로 하는 '효소'의 작용을 논하는 것이다.

효소는 생물학적으로 일체생명의 근원적 근간이 되는 유전인자의 염기성을 띠는, 색채색소를 지닌 DNA 등의 유전적 생명인자를 말한다. 따라서 생명인자 효소의 분해와 합체, 창생과 진화와 같은 생명체로서의 변질과 변태의 변이로 천태만상의 체격별 생명체로 나뉘어져 태생되는 것이다.

효소는 곧 소화의 매질이자 작용소재로써 운동력을 동원하는 응원요소가 있어야 하는데, 그것이 바로 다름 아닌 '날것'이다. 식물성이든 동물성이든 익히면 이미 성질의 기가 죽어 효소작용인 생명인자의 생명활동에 지장을 초래해 효소생성에 곤란을 겪는다.

생명이 지닌 생리적 조건은 기가 살아야 활성력을 발휘하게 되나, 숨이 죽으면 기가 한풀 꺾여 소화의 제 기능을 발휘하지 못하고 삭아서 썩어버린다.

그래서 이 세상의 모든 생명체들은 동식물을 막론하고 식품은 날로 먹되, 되도록이면 기가 죽은[썩은] 음식은 먹지 않는다. 본능적으로 죽어서 사기가 저하된 먹이는, 소화불량에 의한 중독성으로 탈이 생기는 것임을 알고 있는 것이다.

결론적으로 날로 먹어서 체내에서 생성되는 식품이 지닌 효소작용을 십분 발휘하여, 섭취한 음식물이 최대한 소화되어 영양소가 분해되도록 본능적으로 살아있는 식품을 선호한다.

그러나 우리 인류만이 불을 이용해 살균효율과 미각을 위주로 돋우려다 보니 화식의 비율이 높아지면서 소화의 균형이 깨지고, 모든 질병의 원인이 되는 만성체증에 걸려 이러지도 저러지도 못하는 형편에 처해 있는 실정이다.

생식이 지닌 별난 가치의 발견과 새로운 개념으로의 활용은 인류건강 도모의 차원을 높이는 계기가 될 것이다.

그리고 지금까지 해 오던 의술의 고루한 지경을, 인술이라는 보다 높은 차원으로 인간에게 실질적인 도움이 되게 하고 유익하게 하여, 그야말로 홍익인간을 위한 이화세계 건설을 구현하게 될 것을 믿어 의심치 않는다.

(3) 양보다는 질의 육기생식

생식(生食)이란 날 것만을 지칭함이 아니란 것은 생물학적이나 영양학적으로 밝혀진 주지의 사실이다. 다만 일반적으로 알고 있는 생식의 가치를 곡식이나 부재료의 가짓수 위주로 호불호를 따지는 것은 문제가 많이 있다.

생식이란 이름의 기능성 식품들은 먼저 생명이 지닌 원리와 생리적 여건을 파악하여 오장육부에 해당되는 원칙적인 선곡과, 기능에 합당하는 배율인 황금비율로의 배합을 제대로 지켜야만 정확한 효과를 얻을 수 있고, 장기적으로 부작용 없는 실질건강을 유지하는데 도움이 될 것이다.

생명의 원리는 기지개 원리이론 편에서 살펴보았듯이 우주생명이 태생되는 처음부터 끝까지의 생성과정과 진행과정과 결정과정을 샅샅이 간파해내어 우주생명이 지닌 형이상학적 원론을 형이하학적 지론으로 인간생명에 적용하여 활용하려는 것이다.

이것을 깨쳐서 알아내기까지는 우여곡절의 많은 어려움이 따르지만, 그 뒤의 실행은 되도록 쉽게 풀이하여 적용하기 쉽게 해야 한다. 또한 먹는 방법이나 효율성 제고를 간단명료하게 사회화하고, 생활화하여 일반대중화하는 일이 중요하다.

인생살이에 있어 삶의 질적 향상을 도모하여 자기 몸은 자기 스스로 관리하고, 만약에 병이 발생하면 의사와 환자가 상호간에 실질정보를 교환하는 피차일반의 처지이어야 한다.

 그리고 보다 중요한 것은 일생에 있어 자기진화의 몸부림을 원없이 이행하는데 주력하여, 후회 없는 인생살이를 마음껏 누리도록 해야 하는 것이다.

 알맞은 곡식의 선별적 선택기술과, 체질과 체위에 맞는 합리적인 비율배합 방법과, 생식이 지닌 기능성을 제대로 이해하여 섭생하는 식사방법과 효율성 등을 제대로 알고 제법대로 이행할 때, 비로소 건강은 물론 자아완성의 자기인성 계발에 한층 더 진일보 하는 계기를 마련할 수 있을 것이다.
 생식의 이용은 양 보다는 질적 가치를 따져 자기체질에 맞게 선택하는 것이 자기생명을 진화하는데 큰 도움이 된다는 것을 명심해야 한다.

(4) 생식[혈(血)]과 호흡[기(氣)]
 건강에 관한 일반적인 개념은 우선 몸에 병이 없어야 마음도 편해져서 인생을 여유롭게 살 수 있다는 점이다. 양의학적 관점에서는 모든 병은 병원균의 침범이나 체세포의 변이 자체에 원인을 두어, 항균이나 항암이라는 대항개념으로 일관하여 병과 대적하려는 것이, 오늘날의 서구식 발상에서 비롯된 현대 의학적 치병의 방법이다.

 그러나 이러한 발상 자체가 우주생명의 원리를 근본적으로 모르는 데서 비롯된 크나큰 실착임을 뼈저리게 느끼지 않으면 안 된다.
 우주생명의 원리인 자연생명 원리는 '스스로 그렇게 되는' 자연발생적 섭리에 입각하는 것이므로, 상대적으로 강제하여 억제한다든가 내가 살기 위해서 남을 죽이는 행위로는 절대로 끝이 나지 않는 미제의 숙제로 남을 수밖에 없다.

 농사를 지을 때 화학비료를 주어 강제성을 띠고 성장을 촉진하고, 살균 살

충제로 강제하는 억지와 적대적 방법으로 한 생명을 살리기 위해 다른 생명을 해치려 한다면, 이야말로 반인륜적이고 반생명적인 역천역리 역천역리(逆天逆理)행위를 저지르는 격이 되므로 인과응보의 결과적 댓가를 면치 못하게 된다.

　우주생명의 조화는 상생(相生)으로 함께 어우러져 사는 것이다.
　'상극'이란 일반적으로 상극(相剋)이라 하여 이길 극(剋)자를 쓰지만, 다할 극(克)자로 써야 그 의미가 제대로 살아난다.
　생식과 호흡 이야기는 누차 설명했듯이, 생식으로는 보혈과 정혈로 충분하고 깨끗한 피를 인체에 제공하여 스스로의 면역력을 길러, 병원균과의 성질 화합으로 공생 공존하는 상화능력을 기르게 하여, 조화롭게 살자는 것이다.
　또한 피를 맑게 하여 병이 없는 것에 만족하지 않고, 맑은 인체에 호흡으로 새 생명을 불어넣어 기운 있는 힘을 길러, '병 없고 힘 있는' 신체인 그야말로 건강(健康)한 몸과 마음을 만들자는 것이다.

> **알아둘 일**
>
> 　상극(相克)이란, 상대적으로 적대하거나 억눌러 죽이는 것이 아니라, 다할 극(克)이란 말 그대로 남을 떠받쳐 모자라지 않게 하고 또한 넘치지 않게 잡아주어 더할 나위 없이 적당하게 통제해 보살펴 주는 것이며, 서로 먹여 살리는 상생과 서로 받들어 살피는 상극작용이 원활하게 운용될 때, 서로 도와 상화(相和)하는 누이 좋고 매부 좋은 조화로운 길이 열리는 것이다.

2. 정신 이상 현상의 원리

1) 접신(接神)과 빙의(憑依)
(1) 신(神)의 정의

신(神)이란 우주의 밑바탕인 저간(底間)에 가득 차 있는 본래마음[本心]이 심성의식이란 무형물질 존재가, 겉 표상인 상간(狀間)에 유형물질의 형태를 갖춘 개체의 몸에 깃들 때 변신한 정신(情神)이라는 개체 마음을 말한다.

다시 말해서 우주공간에 생명으로 존재하는 물질은 본성[本性]의 정체성이고, 사람이라는 몸의 형체를 가진 신체에 깃든 정신(情神:갯마음)은 본성에서 변질된 객성인 개성(個性)의 개체마음을 말한다.

'신'이란 천신(天神)이나 인신(人神)이나 다 같은 본심에서 변신된 객심의 개성물질이다.

> **참고**
> 정신(精神):정육(고깃덩이)의 몸과 그 몸에 깃든 마음 [몸마음]
> 정신(情神):객심인 갯마음을 지칭하는 개체의식[마음]

'신'이란 생겨났다 사라졌다 하는 생멸 존재로써, 이 세상에 나와 정신(精神:몸 마음)으로 살다가 수명이 다해 죽으면 귀신(鬼神)이라는 몸이 없는 마음뿐인 신령의식체로 들떠 있게되는개체물성의 정체성이다.

다시 말하면 몸이 살아[生] 있을 땐 '정신'이라 하고 몸이 죽어[滅] 없을 땐 '귀신'이라 하는 2가지 물성존재로 변신변장 하는 생멸변성을 지닌 것이 '신'의 정체이다.

'신'에는 '산 신[정신]'과 '죽은 신[귀신74)]'의 신성(神性) 의식체가 있고, 정신이 죽은 뒤에 귀신이 40-50일 지나 귀신의 때를 벗으면, 때깔이 드

---

74) 귀신(鬼神) : 정신[몸 마음]이 죽어서 귀가 빠져 신만 남은 허상 의식체, '헛것'

러나는 영혼이라는 영성 의식체로 변모한다.

 다시한번 정리해 보면 우주 공간 밑바탕[底間]에는 전체물성의 본래마음[本心]인 심성의식과 근원물질인 숨[命]이 깔려 있고, 그 겉표상[狀間]의 공간에는 개체물성인 신성(神性)의식과 영성(靈性)의식 물질이 함께 혼재되어 있으므로, 몸을 가지고 살아 있는 생명체가 호흡할 때 골라 먹을 수 없어 몽땅 숨으로 섞여 체내에 들어오게 된다.
 이때에 체질에 따라 소화[해소]기능이 떨어지는 사람은 타신(他神)이나 타령(他靈)에 지배되어 울체현상이 지나치면 이겨내기가 힘든 상태가 되는데, 이를 두고 접신되었다고 하는 것이며 심하면 빙의되었다고도 하는 것이다.

(2) 접신(接神)

 인체에서 일어나는 이상 현상의 전모를 알려면, 우주생명의 원리에 입각한 생사이치를 간파하여 인체생명이 지닌 생리적 속성을 파악해야만, 생전 세상의 생명활성 요령을 터득할 수 있고, 사후세계의 잠재생명 형편을 피부로 느낄 수 있게 된다.
 이 세상의 형상있는 물체들은 하나같이 색깔을 지니며 색(色)은 곧 신(神)이어서 색신(色神)이라 하기도 한다.
 신은 다름 아닌 '갯 마음[정신]'이므로 형형색색의 사물들을 보는 족족 곧바로 그것들이 기억되어 몸에 배게 되는데 이러한 현상을 접신현상이라 하는 것이다.

 접신(接神)[75]이란 '신을 접수한다'는 뜻이다. 다시 말해 보이고 들리는 형

---

75) 접신(接神) : 신을 접수함. 모든 사람들은 하나같이 매일 접신현상에 노출되어 싫어도 신접을 하며 살아갈 수밖에 없는 형편이다. 눈으로 보이고 귀로 들리는 사물 일체는 '신'이고 '기'이므로 접하는대로 기억저장 됨.

색이 고스란히 마음[의식]에 기억되고, 마음에 기억된 정보는 그대로 몸의 세포에 저장된다.

그런데 접신된 정보를 소화해 내지 못하는 체질은 신(神)의식이 그대로 체내에 누적되면서 자기의식이 타령(他靈)의식에 지배되면, 제정신을 차릴 수 없게 되고 지나치면 실성(失性)하는 수도 생길 수 있다.

접신 과잉의 원인은 체질의 탓도 있겠으나, 매사에 지나친 집착을 하거나 한 가지 일에 심취되어 빠져 들면, 그 일에 미쳐서 이성을 잃을 때 탈을 부른다.

(3) 빙의(憑依)

글자 그대로 해석해도 알 수 있듯이 '의지할 빙(憑)'이란 남의 마음에 기대어 기회를 탄다는 의미이고, '의지할 의(依)'는 남의 몸에 기생한다는 뜻이다. '빙의'는 남의 몸에 깃들어 남의 마음에 영향을 주는 관계로 '신접살이'라 하고, '이중살림'을 차렸다고도 하는, 한 몸에 두 마음이 지배되는 현상을 말한다.

사실인즉, 신접되는 신령의식들은 힘을 쓸 수 있는 몸이 없으므로 몸을 가진 살아 있는 사람의 호흡에 따라 고스란히 체내에 들락거리는 무기력 존재이다. 접신이나 빙의현상은 타령에 의해서가 아니라 순전히 자기 자신이 삭여서 소화시켜 내야 하는 체질에 달린 문제이다.

접신되거나 영접에 의한 빙의는 자기 체질 탓이 크다. 그럼에도 타신이나 타령에게 억울한 누명을 씌워 남 타령을 하는 것으로, 적반하장격의 인식에 착오를 일으켜 선머슴 사람잡는 꼴이 되고 만 것이다.

제령(除靈)이나 천도(遷度)와 같은 행사가 허례허식에 그치는 경향은, 자기 자신의 허약체질을 강화시키는 공부를 미루고 남 탓으로 돌려 신세타령 하는 요식이 되기 때문이다.

결국 자기 자신도 죽고 나면 그 꼴을 당할 터인데 생사지간에 벌어지는 모순의 악순환은 오랜 세월을 두고 무지몽매한 이들에게 삶의 고통을 안겨주었다.

이러한 일은 세상물정에 의한 생사이치를 제대로 몰라 자행되는 어처구니 없는 일이며, 우주생명의 근본원리를 전혀 모르고 치러지는 처사로, 하루빨리 사후세계의 공간생명 형편의 사정을 확연하게 알고, 생전세상 현실의 사실을 분명하고도 확실히 인식해야 할 것이다.

> **참고**
> 생사이치의 인지능력은 호흡훈련과 누진수작을 거친 실질제법의 명상 수행으로 가능하다. 이런 능력은 바로 보고 피부로 느끼는 직시직감력 계발과, 바로 알고 직접 이뤄지게 하는 직지직성 기능을 열게 해 준다.

(4) 접신행각(接神行脚)

만상(萬象)이란 형상을 갖춘 '몸'인 만정(滿精[허상])을 뜻하고, 만물(萬物)이란 성질을 띤 '마음'인 만신(滿神[실상])을 의미한다.

만상인 만정은 온갖 사물의 형태 있는 모양의 객체에, 만물인 만신이 각개의 성향에 맞는 색깔의 옷을 입은 모습이다.

한마디로 눈에 보이고 귀에 들리는 모든 것은 그들이 지닌 마음인 '신'이므로, 그것들을 보고 듣는 순간 마음에 기억되고 몸에 각인[신접]되는 현상이 일어나는데, 사람들은 하나같이 늘 접신 행위를 하면서 사는 셈이다.

다만, 이를 잘 삭여 소화하면 그 만큼의 의식이 향상되는 것이고 소화불량에 걸리면 빙의 등 정신 질환에 걸리는 것이다.

이러한 사실은 이 세상에 처음으로 밝혀낸 세상물정 중의 한 소식이라 생소 할 것이다. 그러나 과학적 확인으로 증명이 가능한 것이며, 우리의 눈앞에 펼쳐진 현실사정이자 피부로 느낄 수 있다. 또한 이러한 사실들은 우리가 서 있는 물질적 공간성과 시간적으로 펼쳐지는 물질과 물체와의 찰나지간에 벌어지는 직접관계 현상으로 나타난다.

이와같이 눈앞에 번히 펼쳐져있는 현실적인 사실이 막연하게 여겨지는 것은, 부정적 관념이 지배된 반감과, 설마 하는 자기를 믿지 못하는 의심에 '눈이 멀어[멀어보여 가물거림]' 보지 못할 뿐이어서이다.

2) 빙의(憑依) 치유법

형체 있는 만상의 모양새는 색상을 띤 신상(神像)이고 신격을 갖춘 색신(色神)이므로, 보이는 대로 기억되어 체세포에 저장되며 그 몸에서 우러나오는 마음의 소리는 신색과 음색 모두가 보고 듣고 느끼는 대로 신접[영접]이 되거나, 지나쳐 울체하면 빙의 되는 것이다.

호흡으로 숨을 마실 때에도 신령의식이 유입되므로 소화하여 삭여지지 않으면, 이중 정신으로 혼란하여 착란이나 착오 현상이 일어난다.

정신에 의한 빙의 현상은 정확한 호흡에 의한 축기로 골속 깊이까지 기가 채워지면, 접신되어 체내에 축적된 신령의식들이 삭혀져 소화되거나, 누진하여 마음을 비울 수 있다.

빙의된 접신 이상자는 아무리 제령 처치를 해 주어도 기가 허한 체질이므로, 조금 호전되었다가 다시금 신접[영접]현상이 재발되는 요요 현상을 일으킨다. 그러므로 먼저 호흡운동과 소화생식을 섭생하여 정력증강과 함께 기를 지게 하는 호흡으로 기력을 회복하는 것이 관건이다.

물론 좀 더 기술적 습득으로 골수호흡까지 수행하여 근기를 채워 근력[원력]을 쓸 수 있으면 다행한 일이 된다.

제6장

대화의 소통

- 용어의 이해
- 마무리

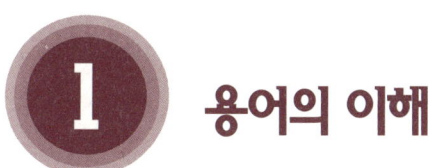

1. 용어의 이해

1) 용어에 대한 올바른 이해의 필요성

우리 민족이 흔히 쓰고 있는 일상용어나 기술적인 전문용어의 상당수가 왜곡되거나 오해되어 제대로 활용되지 못하고 있다.

일부는 비꼬아져 전혀 엉뚱하게 쓰이고 있으며, 하찮게 여기거나 제한적으로 축소시켜 해석하는 등 어원발생의 근원이 무시된 채 식자나 학자를 위시한 모든 이들이 뒤죽박죽 아무렇게나 쓰고 있다.

이러한 폐단은 해도 해도 끝이없고 쌓고 쌓아도 부족한 '지식'의 무지몽매한 수준의 눈높이에서 학문적 문역으로만 꿰어맞춘 유권해석 때문이다.

말과 글[言文]은 깨침에 의해서 창제되는 것이지, 머리로 짜서 연구노력에 의해 조작되어지는 것이 결코 아니다.

언문(言文)은 곧 천문(天文)으로 하늘의 모양을 그린 천문형자인 만큼, 그 문언이 지니는 의미는 범우주적 전체성을 띄는 것일지언정, 결코 우물안 개구리식의 소극적으로 국한되거나 외람되이 폄하되는 것이 아니다.

 소인배는 소수한정 의미만 보게 되어 졸장 범주를 벗어나지 못하나, 장대인은 대다수의 거대의미를 일목요연하게 볼 줄 알아, 천금의 가치를 담은 일상용어의 중요성을 귀하게 인식하여, 바로 알고 바로 써서 피차간에 오해없는 의사소통에 의한 다툼을 불식시키고, 보다 발전적이고 미래지향적인 용어사용을 한다.
 말[言]은 곧 이치이고 글[文]은 곧 의미이다. 말과 글은 반드시 깨달음 [76)
에 의해 창제되는 원리원칙이어서, 소중히 해야 할 말이고 귀중히 써야 할 글이어서, '장부일언 중천금'의 가치를 지니는 것이다.
 이제부터라도 다시금 선조로부터 내력되어 온 용어 전반에 걸쳐 재해석의 결단이 있어야 할 것이고, 한 마디 한 마디 의미심장(意味深長)한 용어마다 의미를 숙고하여 미래지향적인 발전의 초석으로 삼아야 한다.
 좀 더 깊이 알고 보면 소리글인 언문은 하늘글인 천문보다 더 어려운 표기문인 것이다. 천문자는 하늘의 의미[뜻]인 이치의 모양새를 그림으로 그려내면 되는 것이다.
 그러나 언문은 하늘 뜻과 사람의 의식을 문자로 변환 표기 해야 하는 '말소리 글자'인 언성문자이므로, 그 난해성은 실로 어렵기 그지없는 기묘한 것이다.

 이를 구체적으로 살펴보면 사람의 의사와 의식을 소리로 전환하여, 다시 문자로 의역하되 말소리까지 의성 번역이 되도록 고안되어야 문자로서의 가치를 지닌다.
 그래서 각 나라간의 민족마다 말투와 문자의 난해성이 엿보이는 것이다.

---

76) 깨달음 : 우주생명 원리(형이상학)를 깨쳐 세상물정을 알아내어 인간생명 생리(형이하학)에 걸맞은 진화생명인 본격인간(형이중학) 자격에 다달음[達成]. 깨쳐[見性]서 다달음[成佛].

언어에는 억양과 발음이 정확할수록 지능의 척도가 고급적인 것이다.
　문자의 표현성은 포괄적이고 직접적이고도 다양한 표기기능이 함축되어야 고급 언문이 되는 것이다.

　한마디로, 한문은 만상만물의 모양새를 그림으로 의역한 것이고, 한글은 만상물의 마음씨를 소리로 음역한 것이다.

> **알아둘 일**
>
> 　강조하여 일러둘 것은 한자로 쓰여지고 있는 '한문(漢文)'이라는 용어의 진정의미도, 사실은 한(漢)나라의 일개국 문자인 국문(國文)이 아닌 하늘의 문자인 천문(天文)인 것이며, 특히 알아두어야 할 것은 천한 문자로 알고있는 한글 [언문(諺文)]이 아니라 사실상 소리글자인 말성[言聲]이라는 '언문(言文)'이다.

2 마무리

1. 마무리

1) 제언(提言)

본문을 통하여 개략적으로 기초적 세상 물정을 알아보았다.

이제 우리 인류가 그렇게도 궁금해 하고 오리무중의 장막 뒤에 가려져 있던 겉과 속의 내막과 안과 밖의 사정이 속 시원히 낱낱이 밝혀져, 우주[하늘]의 모양[몸]과 모습[마음]이 백일하에 드러나게 되어 '눈뜬 소경'이라 놀림 받던 지난날의 설움에서 벗어나게 되었다.

일반적 인식으로 기(氣)는 보이지 않는 어떤 에너지[막연한 힘]이며, 신(神) 또한 눈으로 볼 수 없는 고등 격조 위상의 정체가 불명확한 상위존재로 인식되어 왔다.

그래서 과학만능 시대임에도, 막연하고 우매한 추정적 이상향에 치우쳐 신앙(信仰)적 가치로만 부추겨 눈앞의 진실[진리적 사실]을 외면하고, 추앙(推仰)의 소원만 간절히 빌어 왔다.

무엇을 어찌 하려는 것인지 목적의식이 애매해서 목표치가 분명치 않은 가운데, 군중심리에 휩쓸려 자신마저 잃어버리게 된 것은 숨길 수 없는 오늘날의 실정이다.

다시 한 번 더 짚어 보건대 '신'과 '기'는 너무도 뚜렷한 사실 확인 가능한 정체성으로, 우리의 눈앞에 확연히 실물로 펼쳐져, 모양[허상:형상]과 모습[실상:색상]으로 보이고 느껴지고 소리로 들리는 현상으로, 지극히 현실적이고도 사실적인 정황이다.

조금만 더 눈을 크게 뜨면 견성이 되어 세상물정이 훤히 보여서, 천지만물 일체는 하늘소재로 이루어진 하늘물자이므로 하늘놈(天者[하늘님→ 하느님]) 아닌 것이 하나도 없다.

하늘물자로 만들어진 천체(天體)가 내는 소리는 곧 천음인 천성의 하늘 소리이며, 그것들이 지니는 심성은 천성(天性)이듯이 이 세상 만물만상 일체는 하늘자체(天汤)이자 하늘본체의 하늘새끼인 천자(天子)인 것이다.

이제는 눈앞에 보이는 현실만을 사실로 직시[바로 봄]할 줄 알아야 하고, 보이지 않는다고 탓만 할 것이 아니라, 마음을 비워 볼 줄 아는 눈을 뜨는 공부를 열심히 하여 눈뜬 소경의 눈 먼 어리석음에서 벗어나, 인간이 지닌 본연의 능력을 되살려 현명한 인생살이를 영위해야 할 것이다.

특히 언어의 소통을 위해선 최소한의 일반적인 용어는 분명한 정의가 되어서 쓰여 져야 할 것이다.

예를 들면 온 인류가 하나같이 너무도 많이 쓰고 있는 신(神)과 영(靈)에 대한 분명한 정의와, 심(心)과 숨[命], 그리고 기(氣)에 대해 정확한 정의가 정립되어야, 피차의 혼선을 피 하고 서로의 불신을 해소할 수 있는 소통이 되어 화합의 계기가 될 수 있을 것이다.

우주생명의 각개에 붙여지는 이름은 '산 생명'과 '죽은 생명'의 명칭이 분명히 유별되어야 하며, 살아있는 사람의 정신에 마구잡이 주먹구구식으로 대입하여 어림치는 일은 이제 그만 이쯤에서 삼가야 할 것이다.

2) 지혜의 삶

지식이란 책을 많이 읽거나 강의를 많이 들어 기억하는 암기 학식을 말하지만, 이것은 어디까지나 남의 마음을 주워들어 외운 것일 뿐 결코 자기 스스로 깨쳐 알게 된 것이 아니다.

식자우환이란 말은 남의 글을 외워 '아는 척한다' 는 비아냥이며, 동시에 실제로 자기 아집에 빠져 망신을 당하기 십상인 외골수를 말한다.

학식으로 배워 아는 것은 익힌 것만큼의 범주를 벗어나지 못하기 때문에 융통성이 없으므로 상대와의 의견 개진이 어려워진다.

진정한 지식은 세상물정을 알고 세상 돌아가는 판세를 읽는 안목의 개별 지식이 아닌 공통 상식이 있어야 만물의 사정을 아는 박사라 할 수 있고, 만물박사라야 지혜로운 지식을 겸비했다고 감히 인정할 수 있을 것이다.

인생살이를 즐겁게 하는 데에는 지식을 바탕으로 하되 지혜를 열어 세간의 사정을 아는 상식적 도통[길잡이]으로, 융통성 있는 능통존재로 남을 알고 나를 알뿐 아니라, 우리 모두를 아는 만물석학이 되어야 비로소 식자라 할 수 있고 석학의 대우를 받을 수 있는 진정한 박사라 할 수 있을 것이다.

고집은 불통이라 패가의 망신을 당할 수밖에 없지만, 융통은 소통이라 인간승리의 가치를 드높일 수 있는 자랑스러움인 것이다.

3) 실행(實行)과 언행(言行)

아무리 좋은 사실 이론도 실행으로 증명되는 열매를 맺지 못한다면 무용지물의 구호에 지나지 않는 허구가 된다.

우주생명의 실상을 깨쳐 알아차렸으면 즉각 실천에 옮겨 몸으로 실감하여 효과가 일어나야 하고, 실물로 만들어져 실생활에 소용되어야 현실적으로 진정한 이상적 가치가 확립 될 것이다.

이상과 현실은 둘이 아닌 하나의 실질 용도로 쓰임새가 유리해야 하고, 창조적 생산과 실용적 소모품으로의 실생활에 필요한 발명으로, 현물[실물] 유용의 효용성이 발휘되어야 한다.

이 세상은 이상 속 현실의 실재현상이 벌어지는, 죽기 아니면 살기의 생사 기로에 처해 살아가는 처절한 적자생존의 피비린내 나는 생활 전선이다.

우주는 생사여탈에 의한 살생면죄부가 성립되는 생사판의 일촉즉발 현장이다.

이러한 살벌하고도 처절한 생사현장에서 적자(適者)의 대단한 위력을 지닌 인간만이 안녕질서를 회복하여 최소한의 상대적 위험성에서 벗어나, 보다 나은 이상적인 양질의 삶으로 매진할 수 있게 된 것이다.

인간생명 진화로 첨단생활을 하기위한 성과를 올리려면 이상적이고도 추상적인 말과 글로만 그쳐서는 진정한 참된 인간생활을 영위할 수 없으며, 보다 실천적인 행실이 선행될 때 비로소 생명활성의 진면모가 전개될 것이다.

효과적인 인간성의 회복은 생명원의 근간이 되는 숨 골라먹기 호흡수단의 고도화가 선행적으로 실행되어야 한다.

이어서, 실질명상에 드는 수련수행으로 몸부림에 의한 몸서리를 옳게 쳐서 환골탈태의 성과를 올릴 때, 그렇게도 온 인류가 학수고대하던 인간생명 진화에의 제 길을 한 차원 높여, 별 탈 없이 수임해 나갈 수 있을 것이다.

4) 맺는 말
사람이 하는 모든 행위는 한마디로 '잘 살기 위해서'이다.

참된 인생이라고도 하는, 사람이 살아가는 길을 도(道)라 하는 것이고, 제대로 잘 사는 방도를 제법(諸法)이라 한다.

무병장수를 바탕으로 삶에 필요한 도구의 발명과, 인격을 본격화 하여 원하는 대로 얻고 뜻대로 되게 하는, 인간이 지닌 본래능력을 십분 발휘할 수 있도록 인간 본연의 생명력을 발현해 내어, 자기 마음대로 멋들어지게 살려면 여기에 걸맞는 고급스런 고등수단과 적정방법이 요구된다.

이의 적극적인 실현은 보다 체계적인 제법의 정법을 동원하여, 정상적인 일법(一法)에 의한 정통수법이라야, 소기의 목적이 달성되고 합법적인 합리 인생을 누릴 수 있을 것이다.

홍익인간이란 우주생명 전체의 도움이 전제되는 보다 큰 대의명분에 있다.

진정한 몸부림[몸을 부림]에 의한 인간진화가 이루어질 때, 우리 인간의 솜씨로 직접 보고 자기의 성품을 알아내어 직성을 풀어내는 개가를 올려, 우리 손으로 이화세계를 건설할 수 있는 바른 길이 될 것이다.

우리 인간이 이루어내는 것이다. 내가 직접 해내는 것이다.

5) 십리사의 오도송(悟道頌)

한숨지기

기를 갈아 마시어
숨을 돌려 먹으면
하늘과 사람이 한통속 되어
몫숨을 버리고 한숨을 쉬는
무위도식 자연인간
생사무위 본격인간

- 십리사 -

설명

- 기(氣) : 호흡하는 공기 중의 공(空) 속에 있는 기(氣). 영양소, 힘[氣力]. 숨(命)에서 나온 겉힘.
- 갈아 마시어 : 공기를 골라서 먹고 마심, 이것[기]과 저것[숨]을 갈아먹음.
- 숨(命) : 기(氣) 속에 숨어있는 근원생명, 본명(本命) 또는 원명(元命)이라 함.
- 돌려 먹으면 : 기(氣) 속에 숨어있는 숨[命]을 찾아내어 바꾸어 먹음. 훈련정도에 따라 숨만 골라먹는 인간이 지닌 최고급 기능을 말함.
- 한통속 : 하나의 통 안에 속해있는 피차일반의 같은 입장. 하늘인 우주는 한이 없는 하나의 큰 통[그릇].
- 몫숨 : 개체의 모가치 생명, 개체 인간생명.
- 한숨 : 전체의 우주 공간생명, 원칙은 근원생명[元命:本命,天命]이라 함.
- 무위도식(無爲徒食) : 공기(몫숨)호흡 행위를 없던 일로 하고 본명(한숨)호흡을 함·도식(徒食)이란 숨 쉴 식(息)을 써서 도식(徒息)이라 함이 원칙. 무위도식은 할 일 없이 밥이나 축내는 부랑자가 아닌 휴식(休息)에 든 무위자재 위인. 휴식 : 숨[息]을 쉼[休]. – 한숨 돌림 –.
- 생사무위(生死無爲) : 삶[生]과 죽음[死]이란 몸이 있고 없고의 차이일 뿐, 이 세상은 생사자간이 동고동락 하며 공생공존 하는 공동운명 삶판[生板]이므로, 죽고 삶의 가림을 없던 일로 하여, '삶[몸 있음]은 죽음의 공간 속'에 있고 '죽음[몸 없음]은 삶의 시간을 품'에 넣는 무위 속에 유위의 한세상임을 말함.

부록

- 수련체험담
- 언어소통을 위한 용어정리

부록 1 기지개 켜기 수련체험담

1) 기지개켜기 수련체험담 ·· 십리사

　기(氣)의 차원에서 숨[命]의 차원으로 넘어가는 싯점에 들어, 아직은 세간에 알려지지 않은 채 어찌어찌 알음알이로 인연되어 만나게 된 낯선 회원들이다.

　처음엔 이게 무언가, 또 그렇고 그런 것 아닌가 반신반의 하는 눈치가 역력하면서도 몇 번 호흡실행을 해 보더니, 무언가 다름을 느꼈는지 하루 이틀 훈련을 하기 시작했다.

　특기할 것은 실기에서의 호흡방법이 타 수련에서의 그것과는 반대로 숨을 들이마실 동작에서 내 쉬고, 일반적으로 내쉬는 자세에서는 거꾸로 들이마시라 하니, 처음엔 당황하면서도 어려움을 겪는 듯 했다.

　그러나 호흡요령이 생기면서 날이 갈수록 몸의 변화와 심정의 변성을 느끼면서 점점 스스로 자기수양에 몰입하는 것이었다.

　시작이 반이라더니, 명현현상에 시달리면서도 끝내 이겨내어, 몇분 안되지만 수련생 모두가 실질 명상에 들 채비를 서두르고 있다. 얼마 안 된 듯싶은데 벌써 1~2년이 지나가면서 우아일체의 지경에 드는 회원분도 계시다.

　여기에서 말 하는 '명상'이란 항간에서 눈감고 묵상에 드는 정도의 차원이 절대로 아니다. 일단의 신앙단체에서 명문화 하고 있는, 견성 열반의 실재에 드는 지경을 말한다.

　다시 말하자면, 우아일체의 무아지경에 드는 경지는 '견성' 수준에 해당하는 소위 무정(無精)이라 하는 몸이 없는 상태를 말하고, 선정삼매라 하는 적정(寂靜) 지경에 드는 경지를 '명상'에 든다고 하는 것이다.

　혹자는 이러한 행실이 실제로 가능할까 의문스럽기도 하겠지만, 우리 인류인종의 누대를 걸친 인간생명 진화의 정도가 상당지경에 이르렀고, 때맞추어 '혈기왕성'이라는 실제법이 나와 말로만 있어왔던 견성열반의 실행을, 그것도 일반적인 사회생활을 하면서도 성공을 하게 되었으니 고무적인 일이라 할 수 있겠다.

    여기에 수련체험을 적어놓는 이들은 각자마다의 자기생활에 쫓기면서도, 짬짬이 틈을 내어 자기수행을 한 부지런한 분들이다. 더욱 지방에 떨어져 있으면서 가끔의 전화 몇통화로 근근히 지도를 받으며 오늘에까지 놓지 않고 끝장을 보겠다는 각오를 하는 분도 계신다. 열악한 조건 속에서도 오직 일념으로 자기계발에 힘쓰는 노고에 박수를 보낸다.

– 십리사 아룀 –

2) 조용한 변화 그리고 대단한 변고 ······················· 상수리

- 생식 : 8개월
- 기지개 : 1,2회/일 (1시간/1회)
- 8개월전 저의 건강 및 체력 상태 : 170센티, 71킬로, 고지혈증 약간, 지방간 약간, 안색 희멀건, 혈당 공복 110 등등.
- 현재의 저의 건강 및 체력 상태 : 65킬로(거의변화없음), 비슷, 혈색은 좀 검은 윤기있는 구리빛.
- 기타의 변화 : 숨 가쁜 현상이 현저히 감소, 산책 수준의 등산이지만 해발 약 100미터 정도, 3개봉의 야산을 정속으로 크게 숨 가쁜 현상 없이 산책이 가능한 현 상태로 변화됨.
- 식생활은 육식을 많이 하는 정도로 변환됨.
  일상생활의 큰 피로 없이 해 나갈 수 있는 정도로 변환됨
  (06시 기상 해서 00시 취침)

    이상의 객관적인 변화도 분명 변화이지만, 정말 큰 변화는 기지개 호흡을 하면서 정신적으로 자신감과 전체를 통찰할 수 있는 변화를 가질 수 있게 되어서, 앞날이나 사후 문제까지도 자연스럽게 연연하지 않는 여유를 가질 수 있게 된 것이 큰 변화라 할 수 있을 것입니다.

지난날에 순간적인 큰 실수로 추락 사고를 당하여 겨우 목숨을 구하고 20여 차례의 크고 작은 수술을 하고, 장애를 입어 노동력 상실 및 일상 생활자체가 힘이 들어 생명유지를 위한 여러 자구방안으로, 민간의료 및 요가, 단전호흡, 마음수련 등을 10여년을 해 왔습니다.

그것들을 통하여 좋은 결과를 얻기도 했습니다. 그러나 현재의 상황으로 만들어 주지는 못했습니다. 정식으로 기지개를 한 것이 8개월 입니다.

이 8개월이 10여년의 여러 운동 및 요법이 준 결과보다 훨씬 수승한 것을 극명하게 보여준 시간이었으며 실제입니다.

10여년동안 하지 못하던 산행을 기지개 수련 약 6개월 정도 한 뒤부터, 간단히 보조신발을 활용하면 해발 약100미터 되는 3개 봉우리의 야산을 정속으로 쉼 없이 주파 할 수 있게 된 사실입니다. 저의 체력 및 건강상태로는 경이적인 상황입니다.

기지개 수련 8개월은, 일반 수행 10년으로도 하지 못한 일을 해낸 것입니다. 아니, 10년이 아니라 일반 수행으로는 영원히 하지 못할 것입니다.

그러면 무엇이 이런 결과를 낳을 수 있었을까요

기지개 수련은 어떤 수행이고, 어떤 비밀이 들어 있을까요?

*ｐｓ: 저의 사고 이력이나 수행 전 건강상황 및 기타의 것은 쪽지를 주시면 상세히 전해 드리겠습니다. - 다음카페 / 명상세계 - 〈상수리〉로.

— 전북 군산에서, 상수리 배 —

3) 행복(幸福) 추구 ·· 추선신

더 이상의 원도 한도 없습니다. 현실을 받아들이며 순응하면서 주어진 일을 열심히 하고 있습니다.

내 몸에 힘이 생겨 마음이 편안해져서 여유로움이 생기고 의연해 집니다. 불확실한 미래에 대해 궁금증이 있었고, 우리가 속칭 얘기하는 운명에 대해 내 스스로의 힘으로 만들고 헤쳐 나가기보다는, 어딘가에 기대고 의지하는 그런 삶의 연속이었습니다.

이루고 나서의 내 만족도 잠시일 뿐, 또 다른 공허함 때문에 끝없이 목표를 세우고 도달하려 했어요. 모든 게 내 안에 있다는 걸 모르고 밖에서 구하고 찾았던 거지요.

그러나 지금은 몸도 마음도 많이 건강해 지고 정신도 맑으며, 피로감도 덜하고 당장 몸이 무료하게 눕거나 기대거나 하여, 게으르게 되면 답답해져서 무엇이든 찾아서 생산성 있는 일을 하고 몸을 부지런히 움직이게 됩니다.

그동안 구하고 찾고자 했던 답이, 부모로부터 태어난 팔푼수(미완성의 갯된 몸)인 이 몸을, 본성의 마음으로 지은 심신(心身)의 거듭난 몸으로(자기완성) 살아야 하는 게, 인간의 조건이고 태어난 우리들의 마땅한 소임인줄 알게 되었습니다. 그냥 머리로써가 아니라 가슴 깊이 울어 나오는 것이 솔직한 심정입니다.

지난날 열심히 살아왔던 것들의 결과로써 어떠한 일이 주어진다면, 자연스럽게 받아들이고 의연하게 살아갈 것입니다.

복(福)이란 인간의 조건대로 자아완성을 하는 것인데, 이를 고스란히 행(行)하여 주어진 지복(至福)을 누리는 것이 '행복'이란 것이었습니다.

지금 그 길을 한발 한발 쉬임없이 정성을 다 해 걸어가고 있습니다. 꾸준히 노력을 하다 보면 끝나는 날이 있고, 몸과 마음이 완성되면 별 다른 노력 없이 저절로 되어가는 휴식(休息)에 든다 합니다.

그날이 올 때까지 끝장을 볼 때까지, 지극정성으로 살아갈 것입니다.

— 전남 광양에서, 추 선신 올림 —
다음, 카페별명 〈추선신〉

4) 가을하늘 ·· 김정숙

완연한 가을하늘입니다
기지개호흡과 생식으로 인연을 맺은지도 2년이 지났습니다.
존경하는 선배언니의 권유로 기대감 없이 시작하는 첫날 한 시간이 지금까지의 나로 변화해 가는 희망을 가질 수 있게 하고, 기지개호흡의 생활훈련을 할 수밖에 없는 매력에 젖어 있습니다.
저는 64년생 맞벌이를 하는 두 아이의 지극히 평범한 가정주부입니다.
여가 시간이 한계가 있기 때문에 매일 하지는 못하고, 거의 일년동안을 출 퇴근시간과 짜투리 시간을 이용해서 일주일에 3-4회 꾸준히 했습니다.
나의 몸 상태가 혈액순환이 안 되기 때문에 거의 얼굴이 부은 날들이 태반이었고, 겨울엔 거의 감기약을 달고 사는 형편이었습니다. 그러나 하루하루 변화의 경험이 체험되면서 놀라움도 있었지만 믿음이 더 커서 계속했습니다.

보기에는 별 탈 없이 건강해 보이지만 나만이 느끼는 건강상태는 정상은 아니었습니다. 첫날 한 시간의 운동으로 인해 내 몸이 하늘을 날을 것 같은 가벼움과 표현할 수 없는 개운함에 별다른 효율성을 느꼈습니다.
평상시 늘 여러가지 운동을 해보았지만 내 몸에서 뚜렷한 반응을 나타낸 건 처음이었습니다.

1년정도 지난 후부터는 내가 억지로 기지개를 켜지 않아도 내가 생각만 해도 내 몸이 알아서 진행을 하고 있더군요. 그것이 바로 무의식호흡이라 한답니다.
지금 내 몸 상태는 혈액순환이 원할하기 때문에 여자들이 원하는 촉촉하고 고운피부, 체중감량(특히뱃살), 매사에 속을 썩이고 애태우며 살아오던 약한 마음에 힘이 생기면서 다져지는 건강한 정신은, 어려운 여건 속에서 생활하는 데에 큰 힘이 됩니다.

특히 맑아지는 정신은, 나이를 먹어가면서 걱정되는 치매와 같은 두뇌 기능의 문제점에서만큼은 벗어날 수 있는 것이 더없이 좋은 것 같아요.

우리는 항상 호흡을 하면서 살고 있습니다. 그 호흡 방법을 어떻게 하느냐에 따라서 파생되는 효과는 대단한 것이지만, 내 경험상 일반 수련단체들의 호흡방법 착오로 기가 역상되어 상기병 같은 탈이 나는 등, 자칫 잘못하면 오히려 건강을 해치는 경우를 가끔 보았습니다.

그러나 기지개 호흡법에서는 호흡의 원리가 분명하고 쉬우면서도 부작용에 대한 원인과 대처방안이 마련되어 있어, 말귀만 잘 알아들으면, 가볍게는 효율적인 건강관리는 물론, 필요에 따라 그 이상의 지능향상까지도 바라볼 수 있답니다.

평범한 인생관을 가진 저로서는 건강한 육신과 편안한 정신만 유지될 수 있다면 더 바랄 것 없는 심정입니다.

또 기지개 켜기를 하는 것도, 숙달하여 어느 시점에 도달하면 더 이상의 기지개 행위를 하지 않고도 저절로 무의식 호흡이 된답니다.

하는 듯 마는 듯 하는 와중에서도 그런 과정이 경험되어 내심 기대되면서, 이러한 손쉬우면서도 효과가 큰 생활운동을 일과 속에서 할 수 있는 기지개 운동을 안정된 몸과 마음의 자기관리 효과를 더 많은 이들이 누릴 수 있었으면 합니다.

십리사 선생님과 회원님들께 깊은 감사를 드립니다.

– 경기도 광명시, 김 점숙 드림 –
다음, 영상카페 별명 〈다인〉

5) 낯선 만남 ·· 김기은

시중에 나온 호흡수련이나 마음수련을 포함하는 많은 신앙적 수단을 통하여 마음을 다스리고자, 십수년을 두고 안 해 본 것이 없이 다 하다시피 해 오던 중에 십리사 님을 만난 것은, 다행한 일이었습니다.

그러나 기지개 수련체계에서의 제 이론들이나 호흡실기 수행법은 낯설기 그지없는 예상 밖의 것들이었습니다.

스트레칭 자세중의 억지동작에서 반대로 숨을 들이마시거나, 하늘기운이나 하늘신인 천기(天氣), 천신(天神)도 잡기, 잡신이니 받아들이지 말아야 한다든지 하는 원리이론은, 우리가 일반적으로 알고 있는 것과는 전혀 다른 지론들입니다.

이제 와 알고 보니 지극히 지당한 이치이고 그럴 수밖에 없는 경우인 것을, 많은 이들이 이러한 정론을 몰라 기의 역상이나 주화입마에 시달리는 원인이었던 것입니다. 생각도 못한 기가 막힌 일이 아닐 수 없었습니다.

돌이켜 보면 목마른 내겐 미로를 헤매는 힘겨운 샘물 파기 여행이었습니다.

여기저기 이름있는 곳은 다 찾아다녀 가보고, 각종의 이름만 대어도 다 아는 식품을 접하면서, 몸과 마음을 갈고 닦으려 무진 애를 써 왔으나, 이렇다 할 결정적 수단과 방법의 제시가 없는 것 같았고, 아무리 실행을 해봐도 특이할 만한 효율성을 체득할 수가 없었습니다.

날이 갈수록 답답함이 지나쳐 초조하기까지 하던 터에, 우연히 어떤 카페에 들러 글을 접하게 되었고, 방법론이 제시되는 내용들이 가슴에 들어와 무작정 찾아갔던 기억이 엇그제 같습니다.

낯설기만 했던 호흡수련 제법이나 마음수련 수법이 몸과 마음으로 직접 체득 체감하고 보니, 정도(正道) 정법은 오직 일법(一法)일 수밖에 없는 것임을 새삼스레 깨닫게 되었습니다.

인체의 체질은 누구나 기본적으로 같은 것이어서, 일반적으로 인식하고 있는 여러 가지 방편론은 일리(一理)를 몰라 핑계 대는 이유에 불과한 것이었습니다. 각자가 아는 만큼 줄 수 있고 받을 수 있는 것이었습니다.

일반적으로 이야기 하는 기(氣)가 아닌 숨[命]으로서의 삶이 어떤 것인지 실감을 하면서, 내가 받은 사랑이 어떤 것인지 체감되고 내가 받은 나의 사랑에 감사합니다.

무위의 삶이 말만이 아니고 몸으로만이 아닌, 삶 자체가 '그렇다' 라는 것은 체감하지 않고는 알 수 있는것이 아니고, 또 할 수 있는 말이 아니란걸 알았습니다.

이제야 나는 나에게 부끄럽지 않은 나를 보면서, 한숨 돌리며 조금은 여유로운 몸짓으로 웃을 수 있음을 고백 합니다. 쉽게 입에도 올리기 힘든 것들을 하고 보니, 해놓고도 당당히 말하지 못했던 부끄러운 억지 행동이 있었습니다.

이제는 생활에 녹아 자연스럽게 나오니 말을 하지 않을 수가 없게 되었습니다.

나 자체를 부정할 수는 없는 문제가 아닌가, 삶과 죽음이 하나다, 모아지고 흩어지고, 나고 사라지면서 자동으로 소멸되어 진다는, 불가에서 말하는 업장 소멸이 바로 되어집니다.

우리의 '누진지기' 수법은 누진통이 도통이라는 말을 실감하게 됩니다. 삶과 죽음이 하나이고, 이젠 생활자체가 생사일여라는 실감을 합니다. 이것을 받아들이는데 까지는 많은 시간이 걸렸고 도대체 인정할 수 없었습니다.

일심이라는 것은 결심이라고 하는 것이고, 그것은 또 한 단계 높은 차원의 것들이었던 것입니다. 안되니까 되게 하려는 것이고 안되었으니 되어야 하는, 필수불가결의 인간이 지닌 조건이니, 하지 않으면 안 된다는 결심의 일념뿐이었습니다.

매순간마다 찰나에 돌아가는 마음때문에 어지러웠고, 좀 전에 먹었던 생각이 흔적도 없이 사라지는 것을 보면서 그것이 무엇인가 했습니다.

내가 알고 있고 태어나서 부터, 부모로부터 그리고 주위로부터 길들여지고 만들어졌던 모든 상식들과, 마음에 담고 살았던 기억들이 미련없이 버려야 할 것들임에도 불구하고, 놓치지 않으려고 붙잡고 얼마나 몸부림 쳤는지 자신이 상처투성이가 되어가는 것을 지켜보면서 모든 것을 포기하기로 했습니다.

아무것도 할 수가 없었고 쉬고 싶었고 그리고 지금 나는 쉬고 있습니다.

가만히 보면 스스로 나고 스스로 지우는 일을 하고 있고, 실제적으로 내 안에서 생사윤회가 일어나고 있었고 일어나고 있는 것이었습니다. 나는 늙은이가 되어가고 있는 것 같았습니다.

'휴식(休息)',

그것이 곧 '숨 쉼'이랍니다. 숨을 쉬는 것이 곧 휴식이랍니다.

일반적으로 알고 있는 '숨을 쉰다'는 것은 기(氣) 호흡을 하는 차원이랍니다.

'숨[命]'은 기 속에 숨어있는 진짜배기 생명이라더니, 몸으로 직접 체득하여 체감이 되니 그 말이 무슨 뜻인지 이제야 알 것 같습니다.

낯설지만 귀에 익고 눈에 익고 몸에 익으니 오만것이 다 십년지기이고, 더군다나 한숨지기는 백년지기가 분명합니다. 더 많은 사람들이 자기개선으로 천년지기가 되었으면 하는 바람이 간절합니다.

– 울산 광역시 김 기은 –
다음카페/명상세계 별명 〈운명〉

부록 2
언어소통을 위한 용어 정리(가나다 순)

개죽음(客死) : 인간의 조건을 이수하지 못하고 헛되이 살다 갯되이 죽는 불상한 들된 존재. 개=갯, 갯된 죽음. (반) 참죽음.

고락일여(苦樂一如) : 고통이나 즐거움은 살아있는 덕분에 겪을 수 있는 똑같은 즐길 꺼리로 즐거움은 물론 괴로움도 즐길 줄 알아야 함.

공부 : 공부의 진정한 의미는 어른인 지아비(夫)가 되도록 공(工)을 들이는[力] 것, (작금의 학교에서 가르치고 배우는 암기위주의 학식이 아닌 깨달음의 수업)

과거, 미래와 현재 : 지나가고 다가오는 시간적 차이는 현재 속에서 일어나는 오고 가는 흐름현상. 전체고정[현재] 안에서 벌어지는 개체흐름[과거,미래] 현상.

관(觀) : 이 세상 천지의 허공간은 온통 어둠으로 둘러싸인 암흑존재이나, 그 속에 나타난 생명체[별]의 존재와 그것들의 생멸여부를 조작해 내는 능력을 부여받은 인간의 조건은, 생명일체를 죽였다 살렸다 하는 생사무위의 형편을 관장하여 두고 봄. * 가관(佳觀): 아름다워 보임.

귀신(鬼神) : 정신[몸 마음]이 죽어서 몸[精]은 스러지고 몸 자욱인 귀(鬼)에 갯마음인 신(神)만 남은 허상 의식체, 헛것.

극동(極東) : 지구에서 동방향으로 동쪽의 끝은 태양이고, 태양계의 끝이자 한 세계의 끝이며 우주의 끝이자 시작이기도 한 시종일관(始終一貫)의 본보기.(반) 서방(西方)

극락(極樂) : 즐거움이 극에 달했다는 의미는 더 이상의 고락의 차이가 없이 일체가 즐거움뿐인 상락(常樂)의 지경을 말함. * 괴로움도 즐길줄 아는 락생(樂生).

깨달음 : 우주생명 원리(형이상학)를 깨쳐 알아내어 인간생명 생리(형이하학)에 걸맞는 진화생명인 본격인간(형이중학) 자격으로 다달음. * 깨어[見性]서 다달음[成佛]의 합성어.

끼(氣) : 숨인 생명에서 나타나온 겉 힘[겉심], 생명(生命)에서 나온 생기(生氣), 몸[형체]으로 쓰여지는 실제 힘[實力: 氣力]..

나와 저 : '나(我)'는 공간물질 물성인 우주생명에서 개체의 몸[自身]으로 나와 사는 시간물체 물성인 형체존재이고, '저'는 우주 본체인 본래의 물질공간 생명인 전체의 자기(自己)로 사는 개체이자 전체존재여서, 개체성의 자신을 지칭 할 때엔 '나'라 하고 개체 속에 잠재된 전체성의 자기를 지적할 때엔 '저'라고 일명칭 함.
* 자신(自身):개체의 육신체의 나. <몸있는 나>

부록 3

* 자기(自己) : 전체의 공간물질 상태의 나[저]. <몸 없는 나>

누설천기(漏泄天氣) : 누진지기로 신령끼를 다 내보내고 나면 남는, 몸의 기운인 정끼(精氣)를 마저 다 풀어내어 버리는 살풀이 수작.

누진지기(漏盡至氣) : 한마디로 '누기'라고도 하는 '신끼(神氣)를 내어보내는 고도의 신출수법. 공중에 숨인 원명(元命)과 마음인 본심(本心)이 신령끼(神靈氣)와 한데 섞여 있어 호흡으로 몽땅 들이마셔 지나, 신령의식을 다시 골라내어 버리고 원본인 명심만 남게하는 수작. 너무도 쉬운 신출귀몰 수법으로 평범 속의 비범인 절묘한 술수.

대역죄인(大逆罪人) : 인간에게 부여된 조건대로 몸갈이[수련]를 하지 않음은 자기직무를 유기하여 하늘에 거역하는 범죄행위.

도술(道術) : 도통에 의해 살 길이 열렸으면 그 방법대로 술수를 부려서 각종의 실천적 실행을 감행하는 술책.

도인(導引) : 욕심을 버리고 성질을 죽이는 '행상머리'는, 내 몸에서 직접 의식적으로 끄집어 낼 줄 아는 도인법을 터득해야 소기의 목적을 달성할 수 있는 누진기법의 제법수단.

도통(道通) : '도'는 길이란 뜻이고 길은 '살길'을 의미하는 것으로, 길을 통하여 뚫었다는 것은 살 길이 통하여 살 방법을 알아내었다는 뜻. * 도통은 '알아냄'이고 도술은 '해냄'으로 언행일치 실행의 전제조건.

동고동락(同苦同樂) : 죽은 공간물질 생명[우주생명]이나 산 시간물체 생명[인간생명]이나, 같은 공간 안에 같은 환경 속에 같은 처지이므로 고락을 같이 할 수밖에 없음.

동정녀(童貞女) : 스스로 홀로이 잉태하여 후손을 퍼뜨린, 처음으로 이 세상에 나온 처녀(處女)의 원시여인[元始女人]. * 천상여인(天上女人).

마음(心) : 생명에 깃들여진 본질의식, 살고자 하는 생명의 생존의식 물질.

명령(命令) : '명'은 숨이고 이 세상의 주인으로서 우주 본체이자 실체로써, 그로부터 파생되어 나와진 일체의 생명을 진두지휘 하는 책임과 의무를 가진 영도(領導)의 생령으로 각종의 생명에게 숨을 불어넣는 행위. * 귀속 말[귀띔].

명상(冥想) : '삶'이란 몸이 있어야 요지경관의 밝은 세상을 구경을 할 수 있는 명약관화(明若觀火)의 확연함이고, '죽음'이란 몸이 없는 마음뿐이어서 컴컴한 유명(幽冥)의 암흑세계로서, 정신수련으로 적정지경에 들면 '나'라는 자신이 죽고 없어 유명을 달리하여 어두운 꼴이 되어있는 장면을 그대로 보고 있는 적멸상황.

무위(無爲) : 일부러 행위(行爲)를 하지 않고도 행사의 결과가 일어나도록 하

부록 4

는 고도의 술책인 무위력(無爲力), 하던 일을 하지 않고도 일어나게 없던 일로 되돌림. * '무위'란 '유위'의 반대개념이 아닌 상위개념의 수준차원이어서 아무것에나 함부로 쓰여질 수 없는 고도의 첨단가치를 지니는 문언(文言).

무위도식 (無爲徒食): 속세를 벗어나 출세하는 외세로 출가하여 공기호흡의 수준을 초월하여, '조식(調息)인 숨만을 골라먹는 도식(徒息)기능을 배양하여 무위능력을 소지하게 됨. * 무위도식(無爲徒息)이라 씀이 마땅함.

무위인간(無爲人間): '무위'란 무한 가능성을 의미하는 것으로 인간생명을 활성시켜 극도로 진화하면 무위력을 발휘하는 무한존재로 계발됨. * 진화인간.

물체(物體)와 물질(物質): 체적(體積)을 가진 형상의 형체(形體)인 '몸'은 물체[고체,액체]라 하고, 무적(無積)의 무형질(無形質)인 '마음'은 물질[기체]이라 함. * 일반적으로 '물체'를, 물질로, '물질'을 비물질로 해석하여 쓰고 있으나 이는 어디까지나 어패있는 언어도단 행위.

원명(元命): 원래의 근원생명. 우주공간의 밑바탕[底間]에 깔려 숨어있는 암흑물질, 물리과학적 명칭의 초끈이론과 격막이론의 본질존재. * 이 세상의 원인존자.

본명(本命)과 별명(別命): 근본적인 근원생명을 원래생명이라 하고 원 생명에서 변장하여 기(氣)로 생겨나온 갯되인 개별생명을 별명(別命)이라 함.

본심(本心): 근원생명에 깃든 본래의식. 원명과 함께 밑바탕에 숨죽여 숨어있는 암흑 에너지·무색의 본색을 지닌 생명의식 본질물성 존재.

객심(客心): 무색의 본심에서 색(色)으로 변신하여 나타나온, 보이는 마음인 신(神). 색신(色神).

사주와 팔자: 4(四)는 우주의 표기문으로 주(主)가 되고, 4(四)의 알짜인 8(八)은 4자(四字)새끼인 팔새끼[八子]로서 사주는 공간우주이고 팔자는 시간우주인 인간[별].

삼매(三昧): 미(味)는 맛으로 오미의 꿀맛이 있고, 매(昧)는 멋으로써 삼매의 세가지 참멋이 있는데, 무아지경과 무심지경 그리고 무인지경의 황홀지경을 말함. * 삼매는 사실상 참매(參昧)라 쓰는 것이며 참선, 참회 등의 참 되임을 의미.

상극(相克): 서로를 밀고 당기는 힘 겨루기로 최적의 적당치를 찾아 보살핌. * 상극을 억눌러 역살하는 상생의 반대개념으로 모두가 알고 있으나, 이는 크나 큰 오류를 범 하는 몰이해에서 비롯된 착오. 극(克)은 생(生)의 반대나 적대개념이 아닌 더할나위 없음의 절대적정성의 극치개념.

상생(相生): 상대적 도움을 주고받는 공

부록 5

생관계에서 서로를 먹여 살리는 경우.
상화(相和) : 서로를 받쳐주고[상극] 서로를 살리는[상생] 상대적 조화의 합리성.
생각(生角) : 원칙적으로 깨달을 각(覺)을 써서 생각(生覺)이라 하는 것이 마땅하며, '생각'이란 깨달음을 만들어 내는 고급 의식행위. 인류인간이 지닌 본래능력인 심성발로의 사고기능.
생명의 변장변신 종류 : 우주생명엔 숨은 생명과 나온[나툼] 생명이 있는데, 숨은 생명은 숨[命]과 마음[心]이고, 그것에서 비롯되어져 나온 기(氣)와 신(神)으로 변신하고 정(精)이라는 몸으로 변장.
생사공존(生死共存) : 우주생명의 실재상황은 죽은 생명[공간생명: 물질생명] 속에 산 생명[신간생명: 물체생명]이 찰나지간으로 함께 살아가고 있는 실정.
찰나지간(刹那之間) : 공간물질 물성인 허공과 시간물체 물성인 별[인체]이 맞닿아 있는 관계성, 물질공간과 물체시간은 맞닿아 있으므로 거리와 시간으로 잴 수 없는 동시 공존성.
생사무위(生死無爲) : 생[땅]은 시한성이고 사[허공]는 영원성이나, 땅[지구]도 공간생명과 똑같은 영원존재성으로, 진화하면 무위개념이 성립됨.
생사일여(生死一如) : '산 생명'이나 '죽은 생명'은 몸이 있고 없고의 다름일 뿐, 죽으나 사나 똑같은 생명존재 형편. 우주생명의 생활사정은 죽은공간 속에 산 시간체가 삶과 죽음의 동시대에 살고있는 형편.
생전세상과 사후세계 : 몸 덩이로 형체가 있으면 '살아있다[生]' 하여 사전행사인 미래의형편으로 보고, 몸 덩이인 형체가 없으면 죽고없다[死] 하여 다 지나간 일로 간주.
서방정토(西方淨土) : 지구를 중점으로 동방은 태양이 극점이자 깃점이 되어 시종점(始終點)이 되고, 서방향으로는 무한방의 완전방인 완방(完方)의 무한세상으로, 물·불·흙의 원소로 가득한 극한의 정토(淨土)가 천지인(天地人) 삼소재로 깔려있어, 언제 어디서고 또 다른 생명이 잉태할 수 있는 영생의 영원불멸의 터전.
선(禪) : 선자(禪字)를 파자하여 해석해 보면, 보일 시(示) 변에 홑 단(單)이 조합되어 '흩어져 없는 지경의 장면을 봄'인, 시선의 방향성이 홑 되어진 상황에 주목하는 것으로써, 돌려 말하면 죽어 흩어져 없는 지경의 자기 자신을 돌아보는 '관자재(觀自在)지경'을 의미.
선천개벽(先天開闢) : 이 세상의 물정은 음양 기운을 띤 물,불의 원소로 가득찬 암흑천지(天地)가 중의 기운을 띤 흙의 원소인 사람소재의 생명인자가 발현되면서, 음양기운으로 대치되어 움직임이 없던 천지가 움직이기[돌기] 시작하고, 열과 빛이 태생하여 우주생명이 살 자리를 마련하는 '자리매김'

부록 6

의 바탕인 원천하늘이 생성되는 현상.
세간(世間,格間 ; 隔世之間) : 세상의 속[바탕;底間]과 겉[표방;狀間]의 격간. 세상과 세계의 사이<찰나지간>
세계 : 우주생명 물체계[별계;六界]. * 별세계, 육세계인 태양, 지구 등의 성단.
세상 : 우주생명 물질을 담아놓은 상판[빈칸;헛간(虛間)]. * 세계를 담은 세상판. [반상].
세상물정(世上物情) : 세상판에 들어찬 인물과 사물의 사정과 생명이 살아 돌아가는 형편.
소울음 : '소'는 마음의 파장[진동]을 말로 표현한 의성어로써 속에 있는 마음을 울려내어 밖으로 끄집어 내어버리는 도인술수(導引術修).
   * '소'를 짐승을 가리키는 것으로 알고 소울음을 우명성(牛鳴聲)으로 해석함은, 한문과 한글을 분간 못하는 우매한 소치.
   * '소'는 '용솟음', '소용돌이'와 같은 물질이 지닌 의식이 밖으로 분출되는 현상을 표현 표기하는 매질의 소재.
수리(數理) : 하늘은 우주생명이 서로간의 문형[천문]이 배열되는 순서와 얽히지는 질서로 풀어지고 짜여져, 이치적인 이해로 엮어지는 이합집산의 계산원리로 질서가 성립되는 이치세상.
숙명(宿命)과 운명(運命) : 사주[우주의 꼴]의 생긴 꼴대로 어쩔 수 없이 타고난 생명을 숙명이라 하고, 그 숙명을 운용(運用)하여 운전(運轉)하는 운수(運壽) 행위를 운명(運命)이라 함. * 운명을 숙명[어쩔 수 없는]으로 오인하여 인식하는 것은 세상물정을 파악하지 못해 오해한 착오.
숨(命) : 이 세상의 근원존재[본질], 우주생명의 근본인 삶, 존재이유의 정체성. * 원래생명(원생명).
시방세계(十方世界) : 무한 우주에서의 중심은 '나'이고 내가 발을 디디고 서있는 지구를 중점으로 사방, 팔방, 십방의 세계를 온전세계로 진화하면 만방(卍方)세상이 됨.
식사(食事) : 온갖 생명체들은 결국 영양이 풍부하고 생명력이 강한 식품을 먹어야 환경변화에 대응할 수 있는 진화된 자기 체질을 유지보존 할 수 있는 것. * 우주상의 모든 생명은 먹고 싸는, 식사하는 일로 생명을 유지보존하여 살아감.
신(神) : 본심에서 변신한 객심[갯 마음], 색상을 지닌 변심의 색신[色神]. * 본심은 무색이나 본심에서 변신한 신은 색을 지님.
신세계(新世界) : 완성된 이 땅의 지구 형편을 진화하여 온전한 삶터로 일구어 시한부 지구 존재를 새로운 영생물성체로 진화시킨 기고만장의 신성[샛별]세계.
   * 천체물리적 판단으로 지구를 비롯한 태양의 수명은 한계성의 시한부 존재

부록 7

이므로 이의 대책으로 영원성으로의 개진이 요구되는 절실한 절박현실.

신천지(新天地) : 하천개벽에 의한 세상천지는 육계(六界)의 시한부 존재성이나, 십승지로의 진화 대사업에 의한 새로운 온전한 천지 건설로 영원 물성의 영생국토 다시 개벽한 중천의 새 땅[후손 대대로 물려받아 살아갈 진화된 새 하늘 땅].

* 정신과 과학이 함께 하면 이룰 수 있는 중차대한 기상천외한 현실사업.

신출귀몰(神出鬼沒) : 몸[精]의 자국인 귀(鬼) 마저 몰락시키고, 그 몸에 깃들어 있던 마음[神] 마저 몰아내어 끝장을 냄. 정신수련의 제법인 수단과 방법. 출신성분의 귀추.

십승지(十勝地) : 자아를 완성[十]하여 인간승리를 이루게 한 이 땅의 완성된 지구.

* 일개 어느 지역을 지적하는 소견이 아닌 대의적 명분을 지닌 완성촌인 지구촌의 지명.

약속(約束) : 천체의 모든 별들은 서로간의 일정한 약속이 이루어져 밀고 당기는 피차일반의 맴돌기로, 공간적 거리와 시간적 차이를 지켜가며 운행되어 질서를 유지하는 약속의 생명활동군이며, 우리 인간도 그에서 나온 피조물이므로 같은 맥락의 약속존재.

* 약속은 곧 하늘과의 기약이므로 약속을 어김은 역천에 비교.

양식(養食) : 공중에 널리 깔려있는 1차 식품인 원생명과 공기로서 '공기밥'이라고도 하는 지상 최대의 생명원이자 이미 소화가 다된 최고급 영양원으로써, 코와 피부를 통해 호흡으로 먹고 마시는 보기식품(補氣食品).

* 숨을 먹어 양생하므로 양식(養息)이라 함.

언약(言約) : 말(言)은 이치이고, 이치는 곧 하늘의 원리인 천리이므로, 언약은 바로 하늘과의 약속을 하는 천언서약(天言誓約)이고 말이 곧 법이되는 천리(天理).

언행일치(言行一致) : 말[言]을 일러 이치(理致)라 하는 말소리 나기 이전의 의미심장으로, 말의 의미대로 결과가 이루어지는 하나의 결행이치. <한결같음>.

영(靈) : 색신이 때깔을 벗어 변모한 의식, 흩어져 본래로 돌아가기[사라지기] 직전의 의식. 영에 혼이 깃들면 영혼의식체라 함. 구천을 떠도는 넋[얼]

* 영혼의식체[마음에 기운(魂)이 서린 미련체].

영혼(靈魂) : 귀신이 시간이 지나면서 때깔을 벗어 변모한 의식체, '영'은 죽은 생명의식이고 '혼'은 죽은 기운이 서로 엉켜 영혼체로 흩어지지 않은 개체 존재.

* 죽어서도 아직 원래인 본래로 돌아가지 못한 넋으로 혼을 내야 흩어져 돌아감.

영혼분리(靈魂分離) : 영(靈)의 정체는 정신(산 사람)이 죽으면 귀신(鬼神)이 되

부록 8

고, 50여일이 지나면 흩어져 가는 다 된 영성의식으로 변모함.
* 영성(靈性)은 죽은 기운인 혼(魂)과 함께 합체되어 영혼의식체가 되어 허공간[구천]을 떠돌다가, 시간[300여년]이 지나면 혼이 나가 힘이 빠져서 영과 혼이 분리되어 본래마음으로 되돌아가면서 나타나는 무산현상.
* 영이나 혼은 홀로이는 존재하지 못하므로 힘[혼]이 빠져 분리되면 흩어져 버림. *영혼분리로 본래로 돌아간 상태를 '돌아가셨다' 할 수 있는 것.

우야꼬 : 가다가 막히면 뚫을 궁리를 하여 해결코자 궁즉 통의 살길을 찾는 요령터득의 수단과 방법.

우주공간 물질생명[형이상학] : 공간우주는 물질생명으로 이루어진 영원생명 존재.

우주일가(宇宙一家) : 초가삼간이 일치되어 한지붕 세가족[천·지·인]으로 이루어진 우주생명의 한 집안 가정.

원리원칙(原理原則) : 만사엔 만일의 제법원리가 있고, 만법엔 일법의 절대원칙이 있어, 우주의 생명유지는 원리에 입각한 원칙대로 일사분란 하게 운동하며 살아가는 생명군단.

원시인(元始人) : 이 세상에 처음으로 생겨나온 시작(시초)인간. <처녀인간>.

음식(飮食) : 지표면에서 길러지는 2차 식품으로, 입을 통하여 내장된 소화기관에서 피와 살을 만들어내는 쌀밥에 속하는 보혈식품(補血食品).

이뭐꼬 : 이미 그렇게 생겨먹은 꼴의 사정을 의문하여 그 이유를 캐내려는 개(갯)수작.

인간된 도리 : 인간이 사람[몸]으로 세상에 나와 살아가는 환경조건의 태양과 지구는, 수명에 한계가 있어 결국은 종말을 맞게 되므로, 우리 인간이 스스로 자기진화를 꾀 하여 고도화 된 고급의 식으로 과학도들과 함께 태양계 자체를 영생화 하는, 전대미문의 큰일을 치러냄이 인간구실을 하는 셈. (하늘에서 우주가 못한 일을 이 땅에서 사람이 해냄이 인간으로서의 제구실을 하는 도리).

인간생명의 본질[참]과 매질[개,들] : 1차적으로 부모의 몸을 빌어 나온 인체를 매질체라 하고, 그 몸을 의지하여 자기 변신을 꾀하여 갱신한 몸을 본질체라 함.
* 육체: 부모에게 몸을 빌려 육성되어 길러지는 육체(育體).
* 신체: 부모에게 받은 정육(精肉)의 몸을 본래마음 물자로 새로지은 신체(身體)

시한부 인간 물체생명[형이하학] : 시간성 개체우주인 인간은 물체생명의 시한부 존재.

인간의 조건 : 인체는 구조적 모순을 가지고 태어날 수밖에 없으므로, 몸과 마음을 갈고닦는 정신수련(精神修練)에 의한 환골탈태 하는 심신재생(心身再生)

부록 9

으로 환생부활 하여 갱생(更生)의 삶을 살도록 생리적으로 구조된 조건을 지님.

인심조성세상(人心造成世上) : 우주의 진정한 정의는, 집 우(宇)는 몸이고 집 주(宙)는 마음을 의미하는데, 몸은 '우'인 인(人:뭉침)이고 마음은 '주'인 심(心:흩임)을 뜻하는 것으로, 이 세상은 '몸'과 '마음'인 '우'와 '주'로 이루어진 몸 마음의 우주생판.

자존심(自存心) : 스스로[自] 존재[存] 하고자 하는 마음[心]. * 존재의식, 생존력(生存力). 자신을 존귀하게 여김.

전생과 내생 : '나' 라는 생명의 내력은 내가 있기 이전의 혈통에 의한 생명인자의 유전기능에 의해서이고, 이후생명 또한 나의 혈통이 전해져 내려가는 후생명존재. 전생은 나를 있게 한 조상이고 내생은 내가 있게 하는 후손.

정신(精神) : 본심이 변장 변신하여 만들어진 몸 마음, 정육(精肉)과 색신(色神).

정신과 심신 : 부모의 정[몸]을 나누어 받은 육신의 몸 마음을 정신(精神)이라 하고, 그 정신을 갈고닦아[修練] 스스로의 몸을 새롭게 다시 지은[養生,修養] 마음의 몸을 심신(心身)이라 함.

정신과학 : 정신의학과 마찬가지로 사람이 살아가는데 가장 필요한 생활필수자재와 도구 등의 첨단물품을 꾸며내려면, 정신과 과학이 일치로 단결하여야 성공. * 정신과학:언행일치 실재.

정신의학 : 인간이 하고자 하는 모든 일은 정신과 결부되지 않은 것이 하나도 없으므로, 의학은 더욱 정신과 밀접한 단일분야로 일치하여 의술의 차원을 넘어 인술차원에서 다뤄져야 마땅할 종합건강학.

*정신의학(精神醫學):몸 마음 의학.

조화(造化) : 이 세상은 뭐니뭐니 해도 전체적 절대존재와 개체적 상대존재가 어우러져 서로를 필요로 하며 서로가 도와 사는 조화의 세상.

* 더불어 어울림.

죄와 벌 : 인간은 태어날 때부터 구조적 모순으로 들떨어진 팔불출의 원죄를 지니고 있는 조건부 죄인이므로, 이를 정신수련이라는 벌을 받아 죄과를 치러냄이 인간생의 원리원칙.

주문(呪文) : 원하는 대로 얻어지게 하고 뜻하는 대로 이루어지게 하는 소원수리.

중심(中心) : 우주생명 일체는 유심이고 특히 끝이 없어 중점[지점]이 따로 없으므로, 그 어디에서나 '내'가 기준이 되는, 다시 말해 몸이 있는 내가 무한심의 중심이 되는 것.

* 무아지경의 중심은 바로 전체 우주공간.

중천개벽 : 후천개벽에 의해 중의 기운을 띈 인간생명이 살아갈 수 있는 환경이 조성되어 사람이 태어나고 성숙하면, 다시금 새로운 생활여건인 영원생명 생태계를 만들기 위한 역창조 수준의 재창조로 가온 하늘인 인간생명을 진

부록 10

화시키는 과정.
지식(智識) : 남의 말을 들어 기억하여 외우고, 남의 글을 보고 익혀 암기하여 알고있는 것 같은 착각을 한 사실상의 접신행각.
　＊ 식자우환: 외워서 아는 것이 많을수록 자기자신의 본정신을 잃게되는 탈.
지혜(知慧) : 배우거나 연구하여 알게 된 것이 아닌, 스스로 깨쳐 알게 된 세상 물정의 이치와 만사형통의 융통성을 터득함.
직지인심견성성불(直知人心見性成佛) : 불가(佛家)에서는 직지의 '지'를 가르킬 지(指)로 해석하나, 우리 선조들은 알 지(知)를 써서 '직접 알아낸다'는 의미로 해석하며, '견성'이란 일체가 마음으로 이루어져 있음을 견지(알아봄)하고, 그것을 토대로 자기 자신을 직접 완성인격체인 '불성'으로 이루어 직성을 푸는 과정의 일법론.
진정한 봉사 : 상대적 인간관계는 서로의 필요사안을 주고받는 생활거래인으로, 배고픔만을 채워주는 동정행위는 일시적인 일방선처에 불과하며, 인간완성을 하도록 주선하여 인간의 조건을 완수하게 도와줌이 진정한 봉사.
진정한 효도 : 효행이란 '나'를 있게한 조상의 은덕에 대한 보은행위로써, 선조의 얼을 길이 보전하기 위한 절대행사인 조상천도로, 지구하늘인 천하의 공간의식을 정화 하므로써, 태평천하를 구가할 수 있는 실질행사를 주도함이 진정한 효도.
진화인간 무위생명[형이중학]: 시한성 한계를 무위화 하려는 시도로, 물체의 영생화를 감행하고자 하는 전대미문의 초월의식 의도.
참삶 : 인간에게 주어진 지복의 체질개선 기능성은, 태어날 때의 숙명적인 완성인체를 운명(運命)이라는 수명운전의 특이기능을 살려, 팔자를 고쳐 운명적인 완전인간인 환골탈태의 온전신체(穩田身體)로 바꾸어, 제구실을 하는 무병장수 체질로 신세계의 삶을 참되게 살아감.
참죽음(涅槃) : 인간의 조건대로 환골탈태의 참삶을 살다가 올바로 깔끔하게 죽어 미련없이 열반의 대열로 돌아가 사라지는 멋장이.
　＊ 수련수행 중의 개(갯)죽음에 이은 최종목표인 반열반에 해당하는 우리 말 명칭.
천국과 지옥(天國地獄) : 한문자를 그대로 직역해 보아도, 천국은 '하늘나라'이고 지옥은 '땅 감옥'이므로 천국인 하늘은 우주공간을 지칭하는 것이고, 지옥인 땅이 되는 감옥은 지구로서, 지구촌의 모든 생명체는 지구에 '갇혀' 사는 셈이며 지구는 자연스레 창살없는 감옥이 된다.
　＊ 그러나 지구엔 없는 게 없는 만세지복의 지상낙원이며 극락세계이다. 우주

부록 11

공간인 하늘은 '천상천국'이 되고 이 땅인 지옥의 지구 별은 '지상천국'이 라 함.

천문(天文) : 우주공간인 하늘은 글월에 속하는 문형으로 점철되어 서로가 얽히고 설킨 문자로 이루어진 반상.

천지개벽 : 천(天)은 음(陰)의 기운을 띈 물의 원소로 하늘소재이고, 지(地)는 양(陽)의 기운을 띈 불의 원소인 땅의 소재로서, 두 가지 생명요소들이 극한 조건[중의 기운]에 의해 움직임이 발동되어 호흡생명이 생성되는 현상.

초가삼간(草家三間) : 일체가 없던 시절 우주일가인 공간, 시간, 인간의 삼간이 지어지는 현상을 그린 애시당초(哀始當初) 우주일가의 형편.

허상(虛想)과 실상(實相) : 텅 비어있어 무언가 담을 수 있는 빈 통[허상]의 빈 그릇과, 그 빈 통에 무언가 담겨있는 실속[실상]으로, 허상은 몸[精]이고 실상은 마음[神].

헛삶 : 인류인간으로 조건된 생태는, 태어날 때의 구조적 모순을 환골탈태 수작으로 개과천선하여 살도록 설계되어 있으나, 이를 실행하지 못하고 숙명대로 꼼짝없이 살다 가는 인생살이를 헛살았다고 함.

혼비백산(魂飛魄散) : 백(魄)은 죽은 몸인 귀의 미련 의식체이고, 혼(魂)은 기(氣)의 죽은 힘[氣]으로, 죽고 없는 영어의 몸에 죽은 기운인 혼이 엉켜있어 혼백의식으로 남아있는 모순을, 헛몸[백]에 붙어있던 혼[헛기운]을 나가게 하면, 혼자서는 존재하지 못하므로 헛몸은 흩어지고 헛기는 날아가게 하는 천도의 실질행사 * 천도제례.

화두(話頭) : '화두'란 우리말 그대로 '말머리'로서, 말[言]은 이치를 의미하는 것으로 생명의 근원의식인 마음을 내려는 까닭의 두서. (비)기도제목.

* 만사만일의 원인자.

황천(黃泉) : 우아일체의 이치는 그 어디에도 어김없이 적용되어 정신수련에 의한 명상지경인 죽음에 들기 시작하여 끝내 참 죽음에 들면, 자기영역 내의 허 공간도 죽음에 들어[공생공존 이치] 중천의 물성이 황천[흙샘]으로 변천(變天)하여 새 생명 샘물이 됨.

* 황천샘물 : 생명수.

황천객(黃泉客) : '우아일체'의 원리원칙대로, '나' 죽으면 '우주'도 죽는 것이 당연이치로, 살아서 죽어지내는 저승사자가[生佛] 되어 황천샘물을 먹고 사는 저승 속 이승의 나그네, 황천식객.

후천개벽 : 선천개벽에 의해 공간이용의 여건이 조성되어 별이 설 자리가 마련되매, 별계의 은하계인 개체로 나타난 하늘이 구성지게 형성되어 인간생명이 살아갈 수 있는 여건조성을 만들어 내는 과정.

* 사람이 발을 디디고 살 수 있는 땅인 육계의 별들이 생성되는 광경.

수련수행 회원모집 안내

| 목   적 | 숨명상 호흡수련을 위한 기지개 켜기
| 일 정 별 | 1주차[주별], 4주차[월별], 3월차, 6월차[분기별]
| 훈련 내용 | 혈기왕성법 숙지[소화영양 생식과 기지개 호흡]
             신개념 건강개론[육체, 정신건강]
             생명의 원리 기초이론 및 기지개 켜기 실행실습
             명상준비 훈련[누진지기, 숨 명상호흡]
             인성계발 특별교육 및 인재개발 별도교육
| 훈련 구분 | 일반회원[심신안정 및 건강증진],
             전문회원[인성계발 및 고급수련],
             특별회원[지도자 과정 및 특수인재 양성훈련]

| 수련장소 및 상담문의 및 연락처 |

서울 경기지역(대표전화) : 070-7136-8500
울산 경남지역 : 010-3091-3258
광양 전남지역 : 010-2645-2362
군산 전북지역 : 010-3063-9104

* 참고 사이트 : 다음카페 / 명상세계
* 홈페이지 / www.soomworld.com 숨월드.com (제작준비중)

기지개 수련센터
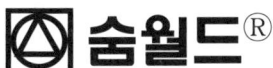
숨월드®

저자와의
협약으로
인지생략

숨 골라먹기 호흡명상제법
우리 고유의
기지개 켜기   **숨**

- 인　쇄　일 | 2010년 11월 25일
- 발　행　일 | 2010년 11월 30일
- 저　　　자 | 십리사 이룸
- 발　행　인 | 장미
- 편집·디자인 | 박애자, 허희승, 김성렬
- 사 진 모 델 | 김금화
- 펴　낸　곳 | 소슬(제319-2010-38호)
- 구　입　처 | 소슬(010-4943-7242, 070-8732-7242)
- 주　　　소 | 서울시 동작구 대방동 391-555번지 (102호)
- 제　작　처 | (주)예손
- 다 음 카 페 | 명상세계

ISBN 978-89-965439-0-9-03110

정가 15,000원

* 잘못된 책은 구입처에서 교환해 드립니다.
* 본 내용은 저자 허락없이 사용할 수 없습니다.